198 Anaesthesiologie und Intensivmedizin
Anaesthesiology and Intensive Care Medicine

vormals „Anaesthesiologie und Wiederbelebung"
begründet von R. Frey, F. Kern und O. Mayrhofer

Herausgeber:

H. Bergmann · Linz (Schriftleiter)
J. B. Brückner · Berlin   M. Gemperle · Genève
W. F. Henschel · Bremen   O. Mayrhofer · Wien
K. Meßmer · Heidelberg   K. Peter · München

W. Tolksdorf [Hrsg.]

Neue Aspekte zu Ketamin in der Anaesthesie, Intensiv- und Notfallmedizin

Mit 33 Abbildungen und 20 Tabellen

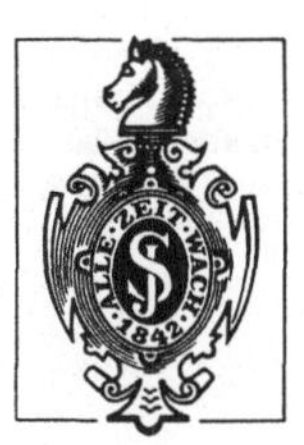

Springer-Verlag
Berlin Heidelberg New York
London Paris Tokyo

Prof. Dr. Werner Tolksdorf
Leitender Oberarzt, Klinik für Anaesthesiologie
Medizinische Fakultät der RWTH Aachen
Pauwelsstraße, D-5100 Aachen

ISBN-13:978-3-540-18467-6   e-ISBN-13:978-3-642-83259-8
DOI: 10.1007/978-3-642-83259-8

CIP-Kurztitelaufnahme der Deutschen Bibliothek
Neue Aspekte zu Ketamin in der Anaesthesie, Intensiv-
und Notfallmedizin / W. Tolksdorf [Hrsg.].
Berlin; Heidelberg; New York; London; Paris; Tokyo: Springer, 1988
(Anaesthesiologie und Intensivmedizin; 198)
ISBN-13:978-3-540-18467-6

NE: Tolksdorf, Werner [Hrsg.] ; GT

Die Wiedergabe von Gebrauchsnamen, Handelsnamen, Warenbezeichnungen usw. in
diesem Werk berechtigt auch ohne besondere Kennzeichnung nicht zu der Annahme,
daß solche Namen im Sinne der Warenzeichen- und Markenschutz-Gesetzgebung als frei
zu betrachten wären und daher von jedermann benutzt werden dürfen.

Produkthaftung: Für Angaben über Dosierungsanweisungen und Applikationsformen
kann vom Verlag keine Gewähr übernommen werden. Derartige Angaben müssen vom
jeweiligen Anwender im Einzelfall anhand anderer Literaturstellen auf ihre Richtigkeit
überprüft werden.

2119/3140-543210

Vorwort

Am 16. 5. 1987 fand in Mannheim eine Fortbildungsveranstaltung
mit dem Thema „Neue Aspekte zu Ketamin in der Anaesthesie,
Intensivmedizin, Notfallmedizin" statt. Dieser Veranstaltung ging
eine Literaturrecherche voraus, in der ich versuchte, die Nebenwirkungen, Träume und Halluzinationen nach Ketamin quantitativ zu erfassen, abhängig von unterschiedlichen Prämedikationen
und Adjuvanzien. Ein schier unmögliches Unterfangen, wie ich
einsehen mußte. Eine prospektive Studie zu diesem Thema folgte.
Die Beschäftigung mit Ketamin, einer der schillerndsten Substanz
der modernen Anästhesie ließ den Gedanken aufkommen, daß
neben „harten Fakten" viel Emotionales wesentlich zum Image
von Ketamin beigetragen hat. Vieles gehört der Zeit der Mononarkose an.

Ich habe versucht, dies anhand eigener Ergebnisse und Er-
kenntnisse sowie vorwiegend älteren Berichten in der Literatur zu
beschreiben und zu quantifizieren. Ketamin wird heute nur noch
in bestimmten Anwendungsgebieten als Monosubstanz appliziert.
Ganz überwiegend werden Kombinationsanästhesien durchgeführt. Insbesondere über die Kombination Midazolam, Ketamin
in der Anästhesie wird anhand eines umfangreichen Patientengu-
tes von erfahrenen Ketaminanwendern berichtet. Für die Berei-
che Notfallmedizin und Intensivtherapie wurden exzellente Ken-
ner der Materie eingeladen, um über ihre Erfahrungen und Ergebnisse zu berichten. In dem abschließenden Podiumsgespräch
wurden alle Aspekte ausführlich und kritisch kommentiert und
diskutiert. Den Vortragsmanuskripten wurde eine Übersicht über
die Pharmakologie von Ketamin auf dem aktuellsten Stand vor-
angestellt.

Fast 20 Jahre nach der Einführung von Ketamin in der Bun-
desrepublik Deutschland erschienen mir die Ergebnisse dieser
Veranstaltung interessant genug, eine Zwischenbilanz zu erstellen
und alte und neue Aspekte einer „alten Substanz", des „schillern-
den" Ketamin, interessierten Ärzten, aber auch dem Pflegepersonal mitzuteilen. In diesem Sinne hoffe ich, daß der vorliegende
Band den Erwartungen des geneigten Lesers gerecht wird.

Aachen, im April 1988   W. Tolksdorf

Inhaltsverzeichnis

Zur Pharmakologie von Ketamin: Pharmakodynamik,
Pharmakokinetik und Toxikologie der Monosubstanz
(G. Schulte-Steinberg und W. Reimann)   1

Ketamin: Von der Mononarkose zur Kombinationsnarkose
(W. Tolksdorf) 27

Vergleichende Untersuchung zu Wirkungen und
Nebenwirkungen von Midazolam-Ketamin-
Kombinationsnarkosen und einer Thiopental-induzierten Enfluran-
Lachgas-Narkose für kleinere gynäkologische Eingriffe
(W. Tolksdorf, F. Reinhard, M. Hartung und S. Baumann) . 58

Benzodiazepin-Ketamin-Kombinationsnarkosen
(H. Dähn und I. Podlesch) 65

Ketamin in der Intensivmedizin – Analgosedierung mit
der Low-dose-long-term-Ketamin/Midazolam-Kombination
in kontinuierlicher Infusion
(O. Emrich, R. Klose, M. Steen und J. Büttner) 75

Ketamin in der Notfallmedizin (K. Ellinger) 89

Podiumsgespräch 97

Verzeichnis
der Referenten und Vorsitzenden

Frau Dr. S. Baumann
Institut für Anästhesiologie und Reanimation
am Klinikum Mannheim,
Theodor-Kutzer-Ufer, 6800 Mannheim 1

Dr. J. Büttner
Abteilung für Anästhesie und Intensivmedizin,
BG Unfallklinik Ludwigshafen,
Ludwig-Guttmann-Straße 13, 6700 Ludwigshafen 25

Dr. H. Dähn
Medizinische Einrichtungen der Universität Düsseldorf,
Westdeutsche Kieferklinik, Moorenstraße 5, 4000 Düsseldorf 1

Dr. K. Ellinger
Institut für Anästhesiologie und Reanimation
am Klinikum Mannheim,
Theodor-Kutzer-Ufer, 6800 Mannheim 1

Dr. O. Emrich
Abteilung für Anästhesie und Intensivmedizin,
BG Unfallklinik Ludwigshafen,
Ludwig-Guttmann-Straße 13, 6700 Ludwigshafen 25

Dr. M. Hartung
Institut für Anästhesiologie und Reanimation
am Klinikum Mannheim,
Theodor-Kutzer-Ufer, 6800 Mannheim 1

Prof. Dr. R. Klose
Abteilung für Anästhesie und Intensivmedizin,
BG Unfallklinik Ludwigshafen,
Ludwig-Guttmann-Straße 13, 6700 Ludwigshafen 25

Frau Prof. Dr. I. Podlesch
Medizinische Einrichtungen der Universität Düsseldorf,
Westdeutsche Kieferklinik, Moorenstraße 5, 4000 Düsseldorf 1

Dr. W. Reimann
Parke, Davis & Company, Mooswaldallee 1–9, 7800 Freiburg

Frau Dr. F. Reinhard
Institut für Anästhesiologie und Reanimation
am Klinikum Mannheim,
Theodor-Kutzer-Ufer, 6800 Mannheim 1

Frau Dr. G. Schulte-Steinberg
Parke, Davis & Company, Mooswaldallee 1–9, 7800 Freiburg

Dr. M. Steen
Abteilung für Verbrennungen, plastische und Handchirurgie,
BG Unfallklinik Ludwigshafen,
Ludwig-Guttmann-Straße 13, 6700 Ludwigshafen 25

Prof. Dr. J. P. Striebel
Institut für Anästhesiologie und Reanimation
am Klinikum Mannheim,
Theodor-Kutzer-Ufer, 6800 Mannheim 1

Prof. Dr. W. Tolksdorf
Klinik für Anaesthesiologie,
Medizinische Fakultät der RWTH Aachen,
Pauwelsstraße, 5100 Aachen

Zur Pharmakologie von Ketamin: Pharmakodynamik, Pharmakokinetik und Toxikologie der Monosubstanz

G. Schulte-Steinberg und W. Reimann

Einleitung

Ketamin ist ein potentes intravenös und intramuskulär injizierbares Allgemeinanästhetikum mit spezifischen anästhetischen und analgetischen Eigenschaften, das Anfang der 60er Jahre in den Forschungslaboratorien von Parke-Davis, Ann Arbor, entwickelt wurde. Die erste Anwendung am Menschen wurde 1965 berichtet [26]. Dank seiner speziellen Vorteile und Eigenschaften, die in geschickten Kombinationen, z. B. mit Benzodiazepinen, erhalten bleiben, hat Ketamin in der Zwischenzeit für zahlreiche Indikationen eine weltweite Verbreitung gefunden.

Chemie

Die chemische Bezeichnung für Ketaminhydrochlorid ist $\pm$-2-(2-Chlorophenyl)-2-(methylamino)cyclohexanone-Hydrochlorid. In Abbildung 1 ist die Struktur in räumlicher Darstellung angegeben. Ketaminhydrochlorid hat ein Molekulargewicht von 274,19. Die Reinsubstanz ist eine weiße, kristalline Masse mit einem Schmelzpunkt von 258–261°C. Der pKa-Wert beträgt 7,5. Ketaminhydrochlorid wird als 1 und 5%ige Lösung in den Handel gebracht. Die Lösungen sollen klar und farblos sein. Der pH-Wert der Lösung beträgt 3,5–5,5. Der Lösung wird 0,1 mg/ml Benzethoniumchlorid als Konservierungsmittel zugesetzt. Der Verteilungskoeffizient im System n-Heptan/pH 7,4 Na-Phosphatpuffer beträgt Log P = 0,74 [17].

Pharmakodynamik

Anästhesie

Präklinische Ergebnisse [14]: Ketamin ist eine kataleptisch und anästhetisch wirksame Substanz, für die sich im Tierversuch, im Gegensatz zu den Barbituraten, keine nennenswerten sedativen und hypnotischen Eigenschaften nachweisen ließen. Die *analgetischen* und *anästhetischen* Reaktionen unter Ketamin variierten im Tierversuch bei den einzelnen Tierspezies.

Die Anästhesieeinleitung mit *intravenös* injiziertem Ketamin erfolgte beim Affen ab 3 mg/kg KG rasch und ohne Exzitation; bei Injektion von 6 mg/kg KG war die Muskelentspannung für chirurgische Eingriffe ausreichend; Licht- und Kornealreflexe blieben meist, die Rachenreflexe sicher erhalten. Außer Salivation und Tränenfluß wurden keine vegetativen Zeichen beobachtet. Ein meist

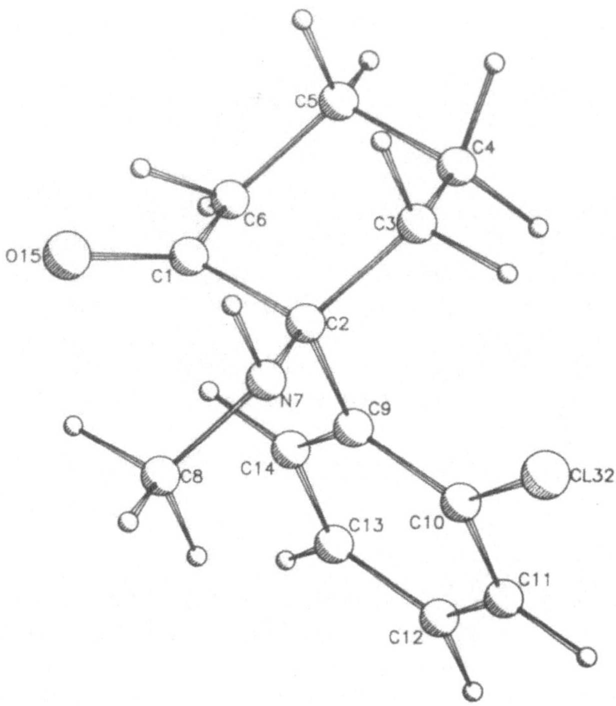

Abb. 1. Ketamin-Modellstruktur

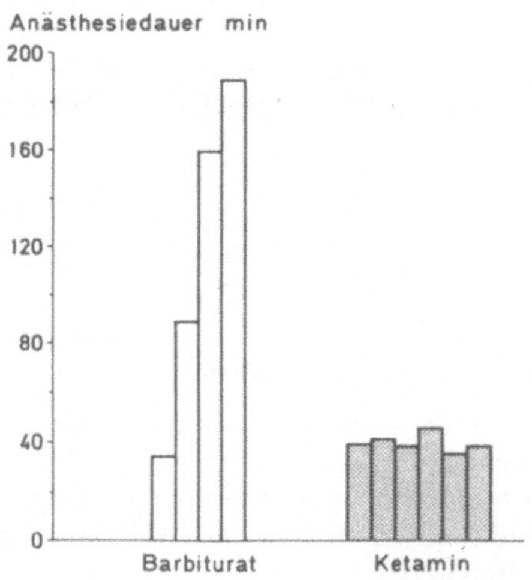

Abb. 2. Effekt von wiederholter Anästhesie auf die Dauer der Anästhesie bei Affen. Nachinjektion einer fixen Dosis jeweils nach Beendigung der anästhetischen Phase. (Modifiziert nach [14])

vertikaler Nystagmus galt als Zeichen des Flachwerdens der Anästhesie. Die Anästhesiedauer nahm mit steigender Dosierung zu. Der Kurvenverlauf sprach für eine rasche Eliminierung der Substanz aus dem Körper. Im Tierversuch wurden weder Tachyphylaxie noch eine signifikante Kumulation unter Ketamin beobachtet (Abb. 2). Erbrechen trat im Tierversuch nicht auf.

Die *intramuskuläre* Injektion von Ketamin erwies sich bei Affen ebenso wirksam wie die intravenöse, doch wurde zur Erreichung der anästhetischen Wirksamkeit eine höhere Dosierung benötigt. Die i. m. Einleitungszeit war trotz relativer Verländerung gegenüber der i. v. Einleitungszeit kurz (2–7 min), was für ein rasches Anfluten am Wirkort im ZNS spricht.

Die Sicherheitsbreite (therapeutische Breite) von Ketamin ist groß. Bei Affen (Macaca mulatta) liegt die anästhetische Schwellendosis bei 3 mg/kg KG. Dosierungen bis 48 mg/kg KG wurden ohne Atemstillstand vertragen. Höhere Dosierungen hätten bei Beatmung der Tiere überlebt werden können [62]. Der daraus zu errechnende therapeutische Index ist, verglichen mit den Werten üblicher Barbiturate und Thiobarbiturate, sehr hoch.

Wirkungen am Menschen: Beim Menschen tritt nach *intravenöser* Injektion einer, vom Zustand des Patienten abhängigen, Einleitungsdosis von 0,5–2 mg/kg KG Ketamin schlagartig (in etwa 30 s) – abhängig von der Kreislaufzeit – die anästhetische Wirkung ein. Chirurgische Maßnahmen sind ohne Schmerzäußerungen und ohne schmerzbedingte Kreislauf- und Atmungseffekte sofort möglich. Im allgemeinen öffnen sich zu Beginn die Augen, Nystagmus kann auftreten. Nach wenigen Sekunden verharren die Augen zentriert in starrer Blickrichtung – der Patient wirkt eher „abgeschaltet" als schlafend. Die Lichtreflexe bleiben meist erhalten. Nach *intramuskulärer* Verabreichung einer Initialdosis von 4–8 mg/kg KG Ketamin ist der Patient in wenigen Minuten operationsbereit.

Analgetische Wirkung

Ketamin hat schon in niedriger, subanästhetischer Dosierung starke analgetische Effekte, die wahrscheinlich nicht auf einer Aktivierung von Morphinrezeptoren beruhen und deren Angriffspunkte sich offensichtlich auf verschiedenen Ebenen des ZNS befinden.

Präklinische Ergebnisse: Collier et al. [18] untersuchten die Wirksamkeit von Substanzen aus pharmakologisch verschiedenen Gruppen auf ihre antinozizeptive (analgetische) Wirkung mit der durch i. p. Injektion von Azetylcholin ausgelösten Schmerzreaktion bei Mäusen. Die analgetische Dosis von Ketamin betrug nur etwa 30% der Dosis, die zum Verlust der motorischen Koordination führte. In diesem Versuch hatte Ketamin eine schwächere Wirkung als Morphinderivate (etwa die Hälfte der Wirkung von Meperidin und der Wirkung von Pentazocin), war aber Pentobarbital weit überlegen.

Wirkungen am Menschen: Am Menschen fanden Sadove et al. [78] schon mit 0,44 mg/kg KG Ketamin i. m. einen guten analgetischen, mit Pethidin 1 mg/kg

KG vergleichbaren Effekt. Slogoff et al. [91] erzielten mit 150 mg Ketamin i.m. eine ausreichende Analgesie für das Debridement und den Verbandwechsel bei Verbrennungen. Ito [40] erreichte mit initial 30 mg Ketamin i.v. und einer Gesamtdosis von ca. 1,7 mg·kg^{-1}·h^{-1} ausreichende analgetische Effekte. Psychomimetische oder sonstige Nebenwirkungen wurden in diesen Dosierungen nicht oder kaum beobachtet.

Subanästhetische Dosen von Ketamin, oft als „Lowdose-Ketamine" bezeichnet, werden auch in der Tropfinfusion verabreicht. Cirota [15] berichtete über eine Untersuchung mit kontinuierlichen Infusionen von Ketamin in subanästhetischen Dosen bei Verbrennungen über 5 Tage oder länger mit einer Dosierung von 0,18 mg·kg^{-1}·h^{-1}. Alle Patienten blieben kooperativ. 35 von 40 Patienten waren völlig schmerzfrei. Nebenwirkungen wurden nicht beobachtet.

Die Frage der analgetischen Wirkung wurde von Dick et al. [23] an einem gynäkologischen Patientengut untersucht. Dabei wurden auch die sonstigen pharmakodynamischen Wirkungen (Vitalfunktionen) beobachtet. Zur Analgesie wurden am Operationstag 0,32 mg·kg^{-1}·h^{-1} benötigt, am ersten postoperativen Tag 0,28 mg·kg^{-1}·h^{-1} und am zweiten postoperativen Tag 0,29 mg·kg^{-1}·h^{-1}. Die Atmung war in keinem Fall beeinträchtigt und Herzfrequenz, systolischer und diastolischer Blutdruck blieben im wesentlichen unverändert.

Epidurale und spinale Applikation: Nach Injektion einer 1,5%igen Ketaminlösung in den Subarachnoidalraum von Hunden fanden Dowdy et al. [29] eine rasch einsetzende segmentale Paralyse, vergleichbar mit der Wirkung eines gleichen Volumens einer Lidocainlösung gleicher Konzentration. Das Bewußtseinsstadium wurde nicht verändert. Bei Ratten wurde nur ein kurzfristiger, aber signifikanter analgetischer Effekt nach subarachnoidaler Applikation von Ketamin beobachtet [1, 99]. Nach vorangegangenen Verträglichkeitsstudien mit intrathekaler Applikation an Primaten [8, 9], erhielten Patienten mit therapieresistenten Karzinomschmerzen 4 mg Ketamin in verdünnter Lösung epidural appliziert. Bei allen Patienten wurde eine erhebliche Schmerzreduktion bei guter Verträglichkeit erzielt [59]. In weiteren Untersuchungen zur postoperativen Analgesie mit epidural verabreichtem Ketamin (4 bis höchstens 30 mg Einzelgaben) wurde eine über mehrere Stunden anhaltende Analgesie ohne wesentliche Nebenwirkungen beobachtet [39, 68, 79]. Ein intraoperativer Epiduralblock mit Ketamin unterbrach die Schmerzempfindung effizient und schwächte die endokrine Streßsituation ab [80].

Motorik

In Untersuchungen an Katzen beschrieben Langrehr u. Stolp [53] eine dosisabhängige gesteigerte Entladungsbereitschaft spinaler Motoneuronenverbände, die mit einer Vermehrung zentrifugaler Antriebe (Retikulärformation) auf die γ-Muskelspindelschleife erklärbar ist.

Es wird angenommen, daß die fehlende depressive Wirkung der Ketaminanästhesie in bestimmten retikulären Bezirken, bei gleichzeitiger Ausschaltung der hemmenden Wirkung der Großhirnrinde, zu weitgehend erhaltenem Muskeltonus und Reflextätigkeit führt sowie zu gelegentlich beobachteten unwillkürlichen rhythmischen und faszikulären Muskelbewegungen der Extremitäten.

Die Frage der Interaktion von Ketamin mit Muskelrelaxanzien wurde an Hunden im Hinblick auf neuromuskuläre und kardiovaskuläre Reaktionen geprüft. Sowohl mit Tubocurarin als auch mit Sukzinylcholin fanden sich keine nennenswerten Abweichungen von der jeweils erwarteten Relaxanswirkung an den Endplatten [61].

EEG

Die EEG-Veränderungen unter Ketamin weichen wesentlich von den EEG-Veränderungen ab, die unter anästhetischen Dosen von Barbituraten oder Inhalationsanästhetika beobachtet werden.

Präklinische Ergebnisse: An der Katze fanden sich langsame und kontinuierliche synchrone Wellen mit hohen Amplitude. Corssen et al. [20] beschrieben eine stark depressive Wirkung auf Assoziationsfelder des Frontalhirns, im Gebiet der akustischen und visuellen Kortexregion hingegen eine nur geringe bzw. gar keine Wirkung.

Wirkungen am Menschen: EEG-Untersuchungen am Menschen zeigten unter Ketamin einen Wechsel von α-Rhythmus auf vorwiegend Wellen-Aktivität mit gelegentlich auftretenden Konplexen schneller und langsamer Wellen [46]. Der von einigen Autoren vertretenen Ansicht, daß es sich bei den unter Ketamin – und anderen Anästhetika – beobachteten spezifischen EEG-Veränderungen um Krampfpotentiale handelt, wurde von Kugler et al. [47] entschieden widersprochen.

Von Corssen et al. [19] durchgeführte Untersuchungen zeigten, daß Ketamin keine Krampfentladungen in den EEGs von Patienten ohne Epilepsie auslöst und auch keine EEG-Veränderungen im Sinne von Krampfaktivität bei Patienten mit bekannter Epilepsie, aber normalem EEG bewirkt. Sie fanden keine Hinweise, daß Ketamin generalisierte Krämpfe auslöst, sogar bei Patienten mit bekannten Epilepsie und abnormen EEG. Es ergaben sich im Gegenteil Hinweise, daß durch Ketamin Krämpfe oder krampfartige EEG-Entladungen bei Epilepsiepatienten während klinischer Anfälle unterdrückt oder ganz eliminiert wurden. Es wurde trotzdem empfohlen, wie bei jedem Allgemeinanästhetikum auch bei Ketamin bei Patienten mit Anfallsleiden vorsichtig zu sein.

Hirndruck, Liquordruck

Unter Ketamin wurden, wie auch bei einer Reihe anderer Anästhetika, sowohl experimentell als auch an Patienten Steigerungen des Liquordruckes beobachtet. Diese vorübergehende Zunahme des Hirndruckes wird von einigen Autoren in Zusammenhang mit einer kurzfristigen Zunahme des zerebralen Blutvolumens gebracht und deckt sich zeitlich etwa mit der stimulierenden Herz-Kreislauf-

Wirkung von Ketamin. Bei der Beurteilung des Druckanstieges ist die Gesamtsituation bei dem jeweiligen Eingriff – Ort der Registrierung, Einfluß der Atmung, Relaxierung (Intubation) – zu berücksichtigen. Der durch Ketamin bedingte Liquordruckanstieg ist relativ geringer als der durch Husten, Intubieren, Erbrechen oder abdominelles Pressen hervorgerufene Druckanstieg [83].

Präklinische Ergebnisse: Pfenninger et al. [74, 75] führten an Jungschweinen Untersuchungen zum intrakraniellen Druckverhalten unter Ketamin in verschiedenen Dosierungen (0,2–5 mg/kg KG i.v.) in Spontanatmung und bei Tieren mit kontrollierter Ventilation durch. Spontan atmende Tiere ohne vorherige Hirndruckerhöhung zeigten mit und ohne hämorrhagischen Schock keine intrakranielle Drucksteigerung, der pCO_2 blieb ebenfalls normal. Bei bereits bestehendem erhöhten Hirndruck unter Spontanatmung trat immer eine zusätzliche Drucksteigerung und pCO_2-Erhöhung ein. Kontrolliert beatmete Tiere hingegen zeigten in keiner der Versuchsanordnungen Hirndrucksteigerungen. Die Autoren schließen aus diesen Befunden, daß der kontrollierten Beatmung eine ausschlaggebende Bedeutung zur Verhinderung des intrakraniellen Druckanstieges bei bereits vorher erhöhtem Hirndruck unter Ketamin zukommt.

Bei Hunden mit kontrollierter Beatmung, erhöhtem Hirndruck und hämorrhagischem Schock fanden Klose et al. [44] nach Gabe von 5 mg/kg KG Ketamin i.v. einen leichten Abfall des intrakraniellen Druckes und des systolischen Aortendruckes. Nach 0,5 mg/kg KG Ketamin i.v. kam es nur zu minimalen Änderungen des intrakraniellen Druckes und zu einem stabilisierenden Kreislaufeffekt.

Wirkungen am Menschen: Patienten mit normalem Liquordruck bei freier Liquorpassage zeigten unter kumulierenden Ketamindosen bis zu 0,8 mg/kg KG i.v. praktisch keinen Anstieg des Liquordruckes, der Blutdruckwerte und der Herzfrequenz. Die bei höherer kumulativer Dosis bis zu 2,4 mg/kg KG Ketamin i.v. beobachtete Liquordruckzunahme war geringer als die durch physikalische Maßnahmen hervorgerufene [83].

In einer Untersuchung bei Patienten mit Schädel-Hirntrauma wurde der Einfluß von Ketamin auf den Liquordruck untersucht [76]. 12 kontrollierte beatmete Patienten mit oder ohne zusätzliche Barbiturattherapie erhielten in der frühen posttraumatischen Phase 0,5 oder 1,0 mg/kg KG Ketamin intravenös. Unter 0,5 mg/kg KG Ketamin wurden keine Veränderungen der Herzfrequenz, des arteriellen Mitteldruckes, des intrakraniellen Druckes sowie des zerebralen Perfusionsdruckes beobachtet. Unter 1,0 mg/kg KG Ketamin kam es zu einer einheitlichen Veränderung dieser Parameter. Aus den Ergebnissen ziehen die Autoren die Schlußfolgerung, daß Ketamin in einer Dosierung von 0,5 mg/kg KG zur Narkoseeinleitung in der Prähospitalphase beim schädel-hirn-traumatisierten Patienten mit hämorrhagischem Schock gut geeignet ist.

Hirndurchblutung, zerebrale Sauerstoffversorgung, neuronale Protektion

Präklinische Ergebnisse: Die Hirndurchblutung bei Hunden stieg nach den Beobachtungen von Dawson et al. [21] nach 2 mg/kg KG Ketamin i.v. rasch und kurzfristig an. Kreuscher und Grote [45] fanden im Vergleich zu Untersuchungen mit anderen Anästhetika nach Ketamin nur geringe Änderungen der Durchblutung, die zerebrale Sauerstoffaufnahme war nicht signifikant verändert.

Bei Untersuchungen über das Verhalten des pO_2, der Mikrozirkulation und der Zellfunktion in der Hirnrinde an Ratten fand sich unter Ketamin eine leicht erhöhte Kapillarperfusion, während der Gewebs-pO_2 praktisch unverändert blieb [48].

Ketamin schützte kortikale Neuronenkulturen von der Maus gegen hypoxische Schäden [100]. Es verhinderte die durch Hirnischämie bedingte Zunahme der lokomotorischen Aktivität bei Wüstenrennmäusen, wenn es vor der ischämischen Phase gegeben wurde [60]. Bei Ratten wurde eine Frontalhirnischämie durchgeführt und anschließend der Metabolismus von energiereichen Substraten gemessen. Ketamin bewirkte eine schnellere Restitution der hochenergetischen Phosphate als bei Kontrolltieren [6].

Wirkungen am Menschen: Bei Hirndurchblutungsmessungen unter verschiedenen i.v. verabreichten Anästhetika am Menschen (Xenon-133-Methode) in leichter Basisnarkose fanden Herrschaft und Schmidt [35] unter Ketamin nur initial eine geringe Abnahme. Nach dieser kurzfristigen Senkung kommt es offenbar zu einer Blutvolumenzunahme im Gehirn.

Atmung

Präklinische Ergebnisse: Beim Affen waren bis zu einer Dosierung von 32 mg/kg KG Ketamin bei langsamer Injektion (1 min) keine nennenswerten Änderungen der Atmung zu verzeichnen. Nach rascher Injektion hoher Dosen wurde öfters eine kurzdauernde Apnoe beobachtet [61].

Wirkungen am Menschen: Beim Menschen werden unter Ketamin fast regelmäßig zu beobachtende charakteristische Rhythmusänderungen wie folgt beschrieben: Steigerung der Atemzugtiefe bei verlangsamter Frequenz, Serien frequenter kleinvolumiger Atemzüge und nachfolgende tiefe, seufzerartige Inspirationen mit großem Zugvolumen und inspiratorischem Plateau. Trotz dieser Rhythmusänderungen und apnoischen Phasen (max. 40 s) in den ersten Minuten nach der Einleitung bleibt die Atmung i. allg. spontan suffizient. Unter Ketamin kommt es nicht zu einer zentralen Atemdepression, wie CO_2-Rückatmungskurven beim Menschen belegen [53] (Abb. 3).

Bei gesunden Probanden injizierten Morel et al. [67] 1 mg/kg KG Ketamin in einem Zeitraum von 5 min. Ketamin verursachte eine signifikante und andauernde Zunahme des Minutenvolumens von 5–20 min nach Beginn der Infusion. Trotz multipler apnoischer Episoden hatten die Probanden eine stabile arterielle Sauerstoffsättigung und endexspiratorische CO_2-Werte, was auf eine fehlende

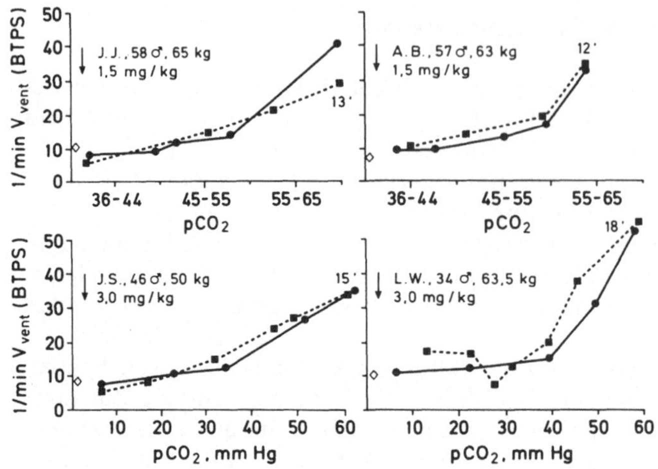

Abb. 3. CO_2-Atmungskurven von 4 erwachsenen Patienten nach 1,5 oder 3,0 mg/kg KG Ketamin intravenös. Atemminutenvolumen (V_{vent}) im Steady State des inspiratorischen pCO_2-Wertes. *Durchgezogene Linie:* wacher Zustand; *unterbrochene Linie:* nach Ketamin. (Aus [53])

Atemdepression hinweist. Die Autoren vermuten, daß die multiplen apnoischen Episoden eher als Kompensation für die durch Ketamin hervorgerufene Hyperventilation anzusehen ist.

Bei einem orthopädischen Patientengut wurde Ketamin als Bolus von 3 mg/ kg KG i.v. verabreicht, gefolgt von einer kontinuierlichen Infusion von 1,2 $mg \cdot kg^{-1} \cdot h^{-1}$ [58]. Die Atmungsparameter wurden beim wachen Patienten und 5 min nach Wiederaufnahme der Spontanatmung gemessen. Die Ketaminanästhesie war verbunden mit einer Aufrechterhaltung des funktionellen Residualvolumens, des Minutenvolumens und des Atemzugvolumens. Dabei nahm der Beitrag des Brustkorbs zum Atemzugsvolumen zu. Aus den Ergebnissen wird geschlossen, daß eine Ketaminanästhesie die Interkostalmuskelaktivität nicht beeinträchtigt.

Schaer u. Frey [81] untersuchten an spontan atmenden *geriatrischen Patienten* die Blutgaswerte nach i.v. Injektion von 4–5 mg/kg KG Ketamin. Die präoperativen Werte sowie die Werte 5–10 min nach Ketamin-Injektion, beendeter Lagerung und während der Schenkelhalsfrakturoperation sind in Abbildung 4 dargestellt.

Die *Atemwege* bleiben unter Ketamin bei erhaltenem Tonus der Zungengrund- und Rachenmuskulatur sowie der Reflexe in Pharynx und Larynx weitgehend frei, doch ist trotzdem eine sorgfältige Beobachtung geboten und gegebenenfalls eine ausreichende sekrethemmende Prämedikation angezeigt, um eine Luftwegeverlegung durch Salivation und einem evtl. reaktiven Laryngospasmus vorzubeugen.

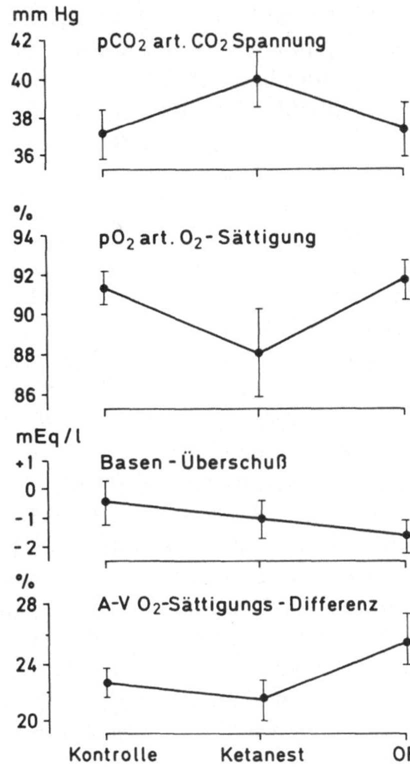

Abb. 4. Blutgasanalysen bei geriatrischen Patienten unter Spontanatmung. (Nach [81])

Herz und Kreislauf

Wirkungsmechanismen: Der Wirkungsmechanismus der Herz-Kreislauf-Effekte von Ketamin wird vor allem auf die ursprünglich von Chen [52] postulierte zentrale Stimulation zurückgeführt, d.h. vorwiegend auf einen gesteigerten sympathisch-efferenten Impulsstrom von rhombenzephalen Zentren zu den peripheren Erfolgsorganen.

Für die zentrale Auslösung der Kreislaufwirkung sprechen die folgenden experimentellen Befunde [61, 95]:

– eine Abschwächung des Blutdruckeffektes durch Depression im ZNS (Barbituratanästhesie, Chlorpromazin),
– ausgeprägte Abschwächung durch Ganglienblockade,
– das Fehlen einer stimulierenden Wirkung am Starling-Präparat und am Langendorff-Herzen.

Die Theorie der zentralen Wirkung wird unterstützt durch die Untersuchungsergebnisse von Ivankovic et al. [41], die im Tierversuch an Ziegen bereits 4,5 s nach der Applikation von Ketamin in die Temporalarterie eine Kreislaufwirkung nachgewiesen haben – also zu einem Zeitpunkt, zu dem die Substanz noch nicht die peripheren Wirkorte erreicht haben konnte.

Der zentrale Effekt setzt sich offensichtlich zusammen aus einer Verschiebung der Aktivitäten des parasympathischen und sympathischen Nervensystems. So ist nach Vorbehandlung mit Atropin die Wirkung von Ketamin abgeschwächt [97]. Eine derartige Wirkung ist mit einer Hemmung des Vagotonus zu vereinbaren. Auf der anderen Seite gibt es jedoch auch viele Hinweise für eine Aktivierung des sympathischen Nervensystems. Mit entsprechend empfindlichen Methoden läßt sich bei Patienten unter Ketamingabe eine Erhöhung der Plasmakatecholaminspiegel nachweisen [2]. Andere Untersuchungen zeigten, daß die Kreislaufwirkung von Ketamin zu einem Teil durch α- und β-Blocker aufgehoben werden kann [5, 6, 8, 72]. Diese katecholaminerge kardiovaskuläre Aktivierung durch Ketamin ist wahrscheinlich auf einen zentralen Ursprung zurückzuführen, da Ketamin beim Hund die Blutdruckveränderung durch Gabe von Noradrenalin, Phenethylamin (amphetaminähnlich) oder McN-A-343 (muskarinischer Agonist) nicht beeinflußt. Diese Befunde deuten auf ein Fehlen von peripherer „indirekt sympathikomimetischer" Aktivität hin [61]. Ähnlich zu deuten sind Experimente von Göthert [33], die zeigten, daß Ketamin im Gegensatz zu einigen anderen Anästhetika die Katecholaminfreisetzung aus den chromaffinen Granula der Nebenniere nicht beeinflußt.

Am Rattenherz [64], am Herzen und Aortenstreifen des Kaninchens [65] und an der Pulmonalarterie des Kaninchens [69] läßt sich eine „cocain-ähnliche" Wirkung von Ketamin zeigen. Die Noradrenalin-Aufnahmehemmung wurde am Rattenherzen [64] und der Kaninchenaorta gezeigt [69]. Eine Potenzierung der durch Adrenalin ausgelösten Nickhautkontraktion, Pulsfrequenz- und Blutdrucksteigerung durch Ketamin wurden an der narkotisierten Katze gezeigt [65]. Die Ergebnisse sprechen gegen eine direkte oder indirekte sympathomimetische Wirkung von Ketamin. Die Aufnahmehemmung für Katecholamine in das neuronale Kompartiment könnte jedoch die zentrale Wirkung des Ketamins peripher verstärken.

Zusammengefaßt sprechen die Ergebnisse dafür, daß es unter Ketamin zu einer zentralen vorübergehenden Änderung der parasympathischen und sympathischen Aktivität mit relativem Überwiegen des Sympathikus kommt. Die Beteiligung *beider* Anteile des autonomen Nervensystems unterscheidet sich grundsätzlich von der Reaktion auf Streß. Die Erhöhung zirkulierender Amine durch die zusätzlich unter Ketamin freigesetzten Katecholamine liegt in einer Größenordnung, die eine Kreislaufbeeinflussung unwahrscheinlich macht.

Wirkungen auf Herz und Kreislauf: Beim Menschen kommt es nach der intravenösen Applikation von ab 1–2 mg/kg KG i. allg. zum Anstieg des systolischen und diastolischen *Systemblutdruckes* mit fast gleichbleibender Amplitude um etwa 20% mit einem Maximum in der 3.–5. min und Rückkehr zum Ausgangsniveau nach 10–20 min (Abb. 5)

Synchron kommt es zu einer *Pulsfrequenzerhöhung* ebenfalls um 20–25%. Bei bereits bestehender hoher Ausgangslage der Pulsfrequenz (schock- oder auch atropinbedingt) findet keine wesentliche zusätzliche Steigerung statt [52, 73] (Abb. 6).

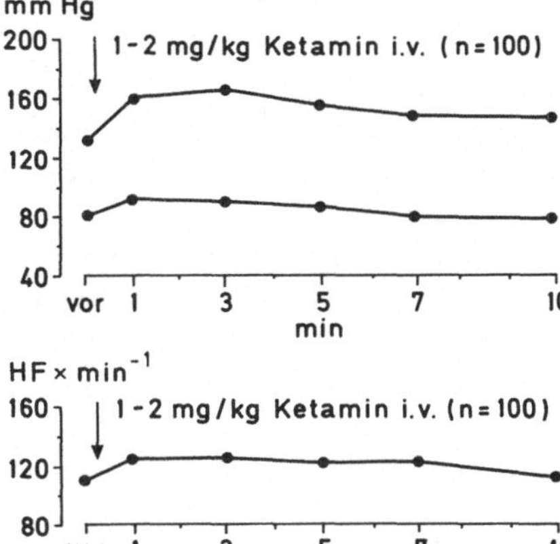

Abb. 5. Blutdruck und Pulsfrequenz bei 100 Patienten nach 1–2 mg/kg KG Ketamin i.v.; die durchgezogenen Linien zeigen die arithmetischen Mittelwerte. (Nach [50])

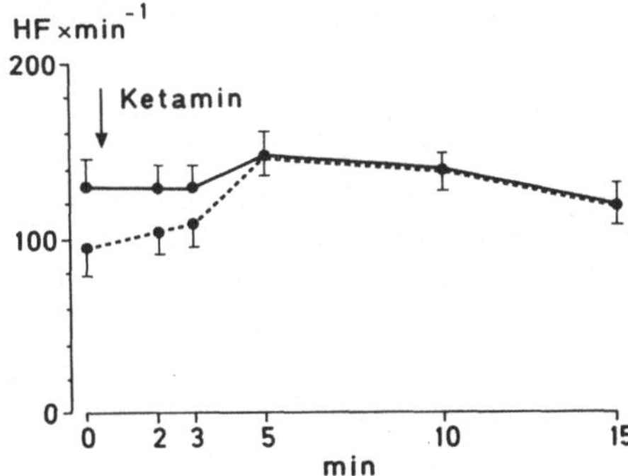

Abb. 6. Herzfrequenzverläufe bei Patienten mit primär erhöhter Herzschlagzahl *(durchgezogene Linie)* und bei Patienten mit Herzfrequenzen unter 100/min *(unterbrochene Linie)* nach i.v. Verabreichung von 1 mg/kg KG Ketamin. (Nach [73])

Eine Dosisabhängigkeit nach i.v. Gabe scheint nur bei Dosierungen zwischen 0,2 bis etwa 1 mg/kg KG zu bestehen. Ein Anstieg des peripheren und zentralvenösen Druckes (um etwa 4–8 cm H_2O) wurde seltener beobachtet. Anstiege des Pulmonalarteriendruckes unter Ketamin-Monoanästhesie wurden ebenfalls beschrieben [94]. Langrehr et al. [49] konnten bei 5 Patienten unter Ketaminanästhesie und O_2-Ventilation einen solchen Anstieg synchron mit dem Anstieg des Systemblutdruckes nicht finden. Die beobachtete Zunahme des *Herzzeitvolumens* um 20–25% nach der alleinigen Applikation von Ketamin ist weitgehend frequenzabhängig. Die *Herzarbeit* wird hierdurch um maximal 30%, die Leistung des Herzens um maximal 45% gesteigert, was verglichen mit einer Leistungssteigerung bei normaler Belastung selbst am kranken und insuffizienten Patienten gering ist [52].

Der *periphere Widerstand* ist nach alleiniger Ketamingabe normal, leicht erhöht oder erniedrigt gefunden worden, die Blutdruckerhöhung ist also nicht auf eine periphere Konstriktion zurückzuführen, was eine relativ ökonomische Gesamtsituation ergibt.

Untersuchungen über das Verhalten der *Myokardkontraktilität* zeigten, daß Ketamin in klinisch gebräuchlicher Dosierung keine relevante negative Eigenwirkung hat [52] (Abb. 7). Dies bestätigten Untersuchungen im „steady state" einer Halothan-Anästhesie. Die ketaminbedingte Myokarddepression lag unter 10%, und damit niedriger als unter anderen vergleichsweise geprüften Einleitungsanästhetika [90]. Im Vergleich zu den üblichen Inhalationsanästhetika ist die kardiodepressive Ketaminwirkung unter 10% äußerst gering (1%iges Halothan um 30%, N_2O/O_2 3:2 um 35%). Diese Aussage steht in guter Übereinstimmung mit den Befunden von Stolz u. Heller [93], die – im Gegensatz zu Untersuchungsergebnissen unter Halothan – unter Ketamin keine Beeinflussung spezifischer, für eine myokardiale Depression sprechende Herzmuskelenzyme fanden. Eine Entkoppelung der oxydativen Phosphorylierung konnte am Myokard von Hunden nicht nachgewiesen werden [31].

Auch die Untersuchungen von Goldberg et al. [32] am Herzmuskelpräparat der Ratte zeigten bis zu Dosierungen, die vergleichbar zu 8 mg/kg KG i.v. am Menschen waren, keinen negativ-inotropen Effekt.

Katheteruntersuchungen bei Patienten nach einem größeren kardiochirurgischen Eingriff unter der Verabreichung von $5\ \mu g \cdot kg^{-1} \cdot min^{-1}$ Ketamin in der Tropfinfusion (Gesamtdosis etwa 20 mg) zeigten keine kardiostimulatorische Wirkung von Ketamin: HZV und der Gesamtsauerstoffverbrauch fielen sowohl in einer Spontanatmungsgruppe als auch in einer volumengesteuert beatmeten Patientengruppe leicht ab [3].

Der *myokardiale Sauerstoffverbrauch* wurde an intakten Hunden nach der Verabreichung von 5 mg/kg KG Ketamin entsprechend der beobachteten hämodynamischen Änderungen (Anstieg von Blutdruck und Plusfrequenz) erhöht gefunden. Eine solche Zunahme des Sauerstoffverbrauches wird an gesunden Herzen des Menschen ohne weiteres ausgeglichen, da Herzarbeit, Zunahme der Koronardurchblutung, Sauerstoffaufnahme und -verbrauch sowie Substratumsatz

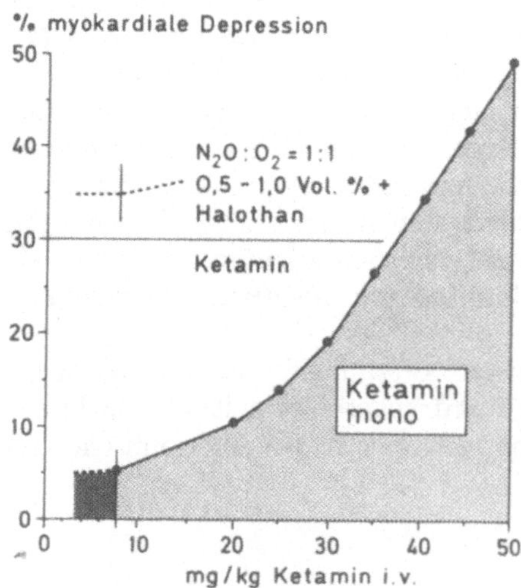

Abb. 7. Prozentuale Myokarddepression unter verschiedenen Ketamindosierungen (am Menschen und im Tierversuch). (Nach [52])

deckungsgleich verlaufen. Eine Einschränkung für die Anwendung von Ketamin als Monosubstanz am Menschen dürfte erst bei stark eingeschränkter Koronarreserve bestehen; selbst für eine um ⅔ eingeschränkte Koronarreserve ergeben sich nach Keppler (zitiert in [52]) keine Probleme hinsichtlich der kardiostimulatorischen Wirkung von Ketamin.

Ob es zu einer Vermehrung des myokardialen Sauerstoffverbrauches kommt, ist immer davon abhängig, ob tatsächlich eine sympathikotone Reaktion mit Steigerung von Blutdruck und Pulsfrequenz eintritt, was nach klinischen Erfahrungen mit kardialen Risikopatienten oft gar nicht der Fall ist [52].

Selbst nach einer extrem hohen Dosierung von 5 mg/kg KG Ketamin i.v. als Monosubstanz gegeben, fanden Sonntag et al. [92] bei 12 Patienten in der Hälfte der Fälle kein wesentliches Ansteigen des myokardialen O_2-Verbrauchs. Bei den Patienten, bei denen der O_2-Verbrauch zunahm, kam es gleichzeitig zu entsprechender Erhöhung der myokardialen Durchblutung. Für das unterschiedliche Verhalten wird eine unterschiedliche Ausgangslage des vegetativen Tonus diskutiert. Die myokardialen Stoffwechseluntersuchungen dieser Autoren zeigten, daß in allen Fällen der von der arteriellen Seite angebotene Sauerstoff dem Energiebedarf entsprechend genutzt werden kann und das Substratangebot nicht zum begrenzenden Faktor wird.

Schaps et al. [85, 86] untersuchten im Rahmen der präoperativen Herzkatheterisierung den Einfluß von Ketamin (2 mg/kg KG i.v.) auf die koronare $ADVO_2$, die Hämodynamik und den Myokardstoffwechsel bei Kindern mit einfacher Transposition der großen Arterien. Ventrikeldruck, Herzfrequenz, maximale Druckanstiegsgeschwindigkeit und der errechnete myokardiale Sauerstoffverbrauch zeigten nur geringe, klinisch nicht relevante Veränderungen. Die koronare $AVDO_2$ war sogar um etwa 15% vermindert, vor allem durch koronarvenöse O_2-Zunahme. Auch die myokardialen Stoffwechselparameter zeigten keine wesentlichen Änderungen.

In Modellversuchen für die Wirkung eines Medikamentes im *Schock* ist es wesentlich, der klinischen Situation möglichst nahe zu kommen. Herabgesetzte Hypoxietoleranz in Schockexperimenten an Hunden mit Entblutung unter hochdosierter Ketamin-Monoanästhesie auf 35 mm Hg Aortendruck [10] sind wahrscheinlich dadurch zu erklären, daß bei erhöhtem Blutdruck die Menge Blut, die entzogen wurde, größer ausfallen mußte als in den Vergleichsgruppen. Entsprechend nahm die Hypoxietoleranz bei zusätzlicher Behandlung mit α-Rezeptorenblockern zu. Wong u. Jenkins [103] konnten an der Katze mit 5 mg/kg KG Ketamin beim 15- und 30%igen Entblutungsschock und im Endotoxinschock regelmäßig eine verbesserte Kreislaufsituation erreichen. In Entblutungsexperimenten an Ratten wurde eine wache Kontrollgruppe mit einer Ketamingruppe verglichen [37]. Die Ketamingruppe zeigte ein höheres Herzzeitvolumen, höheren arteriellen Blutdruck und bessere Organperfusion. Im Vergleich Ketamin- und Barbituratnarkose wurde der arterielle Blutdruck auf 60 mm Hg reduziert, dabei mußten 36% (Ketamingruppe) bzw. 23% (Barbituratgruppe) des normalen Blutvolumens entzogen werden. Trotz des größeren Blutverlustes wurden in der Ketamingruppe ein größeres Herzzeitvolumen, höhere arterielle Blutdruckwerte und bessere Perfusion interner Organe, incl. Herz, Niere und Gehirn, gefunden [378].

Longnecker u. Ross [56] verglichen die Überlebensraten, den Laktatüberschuß und die Arteriolendurchmesser bei einem mittleren arteriellen Druck von 5,3 kPa bei Ratten, denen für 60 min Blut entzogen war und die entweder Ketamin oder Halothan erhalten hatten. Für sämtliche geprüften Parameter erwies sich Ketamin signifikant überlegen; die 7tägige Überlebensrate betrug bei den Ketamintieren 81%, bei Halothan 47%.

Die hämodynamischen Auswirkungen einer Narkoseeinleitung bei Schockpatienten mit Ketamin wurde mit einer Barbiturateinleitung verglichen. Sowohl das Blutdruck- als auch das Herzfrequenzverhalten zeigten unter Ketamin signifikant bessere Ergebnisse. Während der Blutdruck unter Ketamin um 18% anstieg, erfolgte unter der Barbiturateinleitung ein weiter Abfall um 15% [73]. Auf das günstige Blutdruckverhalten und das Fehlen einer wesentlichen Pulsfrequenzsteigerung bei gleichzeitig adäquater Schockbehandlung (Volumenersatz und Sauerstoffgabe) weisen auch andere Autoren hin [13]. Plethysmographische Untersuchungen an Schockpatienten zeigten eine verbesserte periphere Durchblutung bei einem nicht erhöhten peripheren Widerstand [88].

Ketamin beseitigte beim Hund adrenalin-induzierte Arrhythmien und verlängerte die funktionelle Refraktärperiode beim isolierten Kaninchenherzen. Aus diesen Befunden folgerten Dowdy u. Kaya [28], daß Ketamin *antiarrhythmische Eigenschaften* haben müsse.

Die antiarrhythmische Wirkung wurde von Malo et al. [57] während der Narkose an Patienten mit kardiochirurgischen Eingriffen überprüft. Bei Vorhoftachykardien und AV-Störungen wurde keine Wirkung gesehen. Hervorragende antiarrhythmische Wirksamkeit ergab sich dagegen bei ventrikulären Extrasystolen und Tachykardien. Nach den Untersuchungen von Dick u. Kreuscher [24] bietet Ketamin keine Schutzwirkung gegen die Kardiovaskulären Nebenwirkungen von Succinylcholin (Bradykardie), doch waren die Veränderungen in Ketaminanästhesie weniger ausgeprägt als in den Vergleichsgruppen.

Nierendurchblutung, Nierenfunktion

Die renale Durchblutung an Hunden blieb in einer der klinischen Praxis entsprechenden Dosierung von Ketamin unverändert [5].

Untersuchungen der *Nierenfunktion* an alten Patienten mit eingeschränkter Nierenfunktion zeigten nach der Verabreichung von 2 mg/kg KG Ketamin i.v. keine signifikante Verminderung der Urinausscheidung und der glomerulären Filtrationsrate. Der effektive Nierenplasmafluß (PAH-Clearance) blieb praktisch unverändert [7]. Kassel [42] berichtet über die Anwendung von Ketamin bei urämischen Dialysepatienten – die Kontrolle von Harnstoff, Kreatinin und Kalium im Serum zeigte der Niereninsuffizienz und dem Dialyseeffekt entsprechende Werte, und Ketamin führte nicht zu einer negativen Beeinflussung.

Latarjet et al. [54] fanden bei niereninsuffizienten Patienten keine Änderung der Dauer und Stärke der pharmakodynamischen Effekte von Ketamin.

*Einfluß auf Stoffwechsel, endokrine Systeme, Gerinnungsvorgänge
und Vegetativum*

Enzyminduktion: Bei vorbehandelten Ratten kam es nicht zu einer signifikanten
Zunahme des Lebergewichtes. Die mikrosomalen Enzyme, die für die N-Deal-
kylierung zuständig sind, wurden nicht induziert [11].

Nach der i.v. Verabreichung von Ketamin (2 mg/kg KG) an stoffwechselge-
sunde Menschen wurde weder eine Beeinträchtigung des Enzymverhaltens der
Leberzellen und des Herzmuskels noch eine Alteration des Fettstoffwechsels beobachtet [93], Hensel et al. [34] fanden an Hunden im Bereich des Säure-Basen-
Haushaltes keine nennenswerten Veränderungen unter Ketamin, die Katecholamine stiegen nicht signifikant an. Die Glukosekonzentration blieb nahezu kon-
stant, der Fettsäurespiegel stieg geringfügig an.

Bei normoglykämischen Patienten und bei Diabetikern war unter Ketamin (4
mg/kg KG) keine signifikante Beeinflussung des Blutzuckerspiegels zu beobachten [51]. Untersuchungen von Oyama et al. [30] an Patienten haben gezeigt, daß
die Kortisolspiegel unter Ketamin leicht anstiegen, jedoch im Normbereich blieben. Erst zu Beginn des operativen Eingriffes war, wie auch unter anderen An-
ästhesiemethoden, ein wesentlicher Anstieg zu verzeichnen. Das gesamte Spek-
trum der Laborwerte war unter Ketaminanästhesie (1,5 mg/kg KG) bei Probanden nicht nennenswert beeinflußt [30].

Montero Benzo et al. [66] studierten die Gerinnungsvorgänge unter Ketamin.
Geringfügige Veränderungen sind wahrscheinlich eher dem Operationsstreß als
dem Ketamin zuzuschreiben.

Untersuchungen zur Beeinflussung des unteren Ösophagussphinkters unter
verschiedenen Anästhetika wurden sowohl am Hund als auch am Menschen
durchgeführt. Beim Hund fand sich eine geringe, doch signifikante Erhöhung
des maximalen Sphinkterdrucks unter Ketamin (Simmendinger, persönliche
Mitteilung). Beim Menschen wurde unter allen Anästhetika ein Abfall des
Sphinkterdruckes gesehen [89], so daß die tierexperimentellen Befunde nicht be-
stätigt werden konnten. Okulokardiale Reflexe bei Operationen in der Ophthalmologie wurden auch unter Ketamin beobachtet, doch wird dieser vagale Reiz
durch die pulsfrequenzsteigernde Wirkung von Ketamin weitgehend kompen-
siert [87]. Auch andere vagale Reflexe, z.B. bei Eingriffen an Anus und Rektum,
scheinen nicht so ausgeprägt.

Histaminverhalten, Beeinflussung des Immunsystems

Meyer-Burgdorff et al. [63] fanden an gesunden Probanden keine histaminfrei-
setzende Wirkung von Ketamin. Eine große prospektive Studie zur Frage der
Histaminfreisetzung unter Anästhetika wurde von Laxenaire et al. [55] durchgeführt. Als Kriterium für die Histaminfreisetzung wurden Hauterscheinungen be-
wertet. Da die Substanzen nicht allein gegeben wurden, wurden zur Auswertung
das Vorkommen der Substanzen in der sensibilisierten und der nichtsensibilisier-
ten Gruppe verglichen. Die Verteilung von Ketamin auf beide Gruppen zeigte
keinen Unterschied; damit gehörte Ketamin nicht zu den histaminfreisetzenden
Substanzen.

Baur [4] führte eine tierexperimentelle Studie zum Einfluß von Anästhetika auf das Immunsystem durch. Mäuse wurden direkt vor der Narkose sensibilisiert. Zwischen dem 4. und 6. Tag nach der Anästhesie wurde die Immunglobulinproduktion gemessen. Während sich bei Halothanmäusen ein signifikanter Abfall von IgG zeigte, war ein derartiger Effekt bei Ketamin nicht nachzuweisen. Wilson et al. [102] untersuchten an Kindern mit wiederherstellenden Operationen nach Verbrennungen den Einfluß von Ketamin auf die Syntheserate von Nukleinsäuren in peripheren Lymphozyten als Ausdruck für die Immunkompetenz. Durch die Ketaminanästhesie ergaben sich keine nennenswerten Änderungen gegenüber den Kontrollen. Daher schließen die Autoren, daß Ketamin angemessen und sicher für die Anwendung als Anästhetikum bei Patienten mit Verbrennungen ist.

Pharmakokinetik und Metabolismus

Es liegt eine große Anzahl von Untersuchungen über die Plasmaspiegel von Ketamin bei Patienten und Probanden vor [11, 16, 25, 27, 36, 37, 38, 101]. Zumeist wird die Pharmakokinetik mit einem Zweikompartmentmodell beschrieben, teilweise auch mit einem Dreikompartmentmodell (Tabelle 1). Die sehr rasche initiale Eliminationsphase wird nur von zwei Untersuchern beschrieben und ist in ihrer Kürze bedeutungslos in der Betrachtung der Kinetik. Die Halbwertszeit in der α-Phase beträgt zwischen 5,5 und 18 min. Diese rasche Elimination überwiegt in den ersten 45 min. Die Halbwertszeit in der β-Phase beträgt etwa 2–3 h. Die Dauer der terminalen Elimination wird mit etwa 12 h beschrieben.

In Abbildung 8 sind die Plasmaspiegel gemittelt aus 5 Patienten mit intravenöser Gabe dargestellt [101]. Zusätzlich wurden in dieser Studie die Spiegel der Metaboliten I und II gemessen. Nach diesen Messungen wird die Eliminationshalbwertszeit des Metaboliten I mit 4 h und die des Metaboliten II mit etwa 7 h angegeben.

Idvall et al. [38] ermittelten die Plasmakonzentrationen von Ketamin und seinen Metaboliten I und II nach einer Initialdosis von 2 mg/kg KG Ketamin i.v. unter einer intravenösen Infusion. Die mittlere Infusionsrate betrug $41 \pm 21 \, \mu g \cdot kg^{-1}$, wobei nach einer höheren Anfangsdosis von $58 \pm 22 \, \mu g \cdot kg^{-1} \cdot min^{-1}$ die Dosierung während der letzten 30 min auf 17 ± 17 $\mu g \cdot kg^{-1} \cdot min^{-1}$ reduziert wurde. Unter diesen Dosierungen ergab sich eine stabile Plasmakonzentration von $9,3 \pm 0,8 \, \mu mol/l$ (Abb. 9); die Konzentrationen in der Aufwachphase lagen bei $2,7 \pm 0,9 \, \mu mol/l$.

Chang u. Glazko [11] sahen keine Bindung an menschliche Plasmaproteine. Wieber et al. [101] fanden eine Bindung von 12% an menschliches Serumalbumin, und Dayton et al. [22] berichteten über eine Bindung an menschliche Plasmaproteine zwischen 22 und 47%, z.T. abhängig vom Patientengut. Die letztgenannten Autoren weisen besonders auf die pH-Abhängigkeit der Bindung hin. Die Bindung von Ketamin an menschliches α_1-Acid-Glykoprotein (AAG) ist stärker als die an menschliches Serumalbumin. Dies ist von Bedeutung, weil durch Krankheit, Streß und Trauma die Konzentration von AAG erhöht sein kann [22].

Tabelle 1. Zusammenstellung pharmakokinetischer Parameter von Ketamin nach i.v. Verabreichung beim Menschen. (Modifiziert nach [27])

Parameter	Untersucher							
	Chang u. Glazko [11]	Wieber et al. [101]	Idvall et al. [38]	Clements u. Nimmo [16]		Hug et al. [36]	Domino [25]	Domino et al. [27]
Nachweismethode	GCEC	GCFID	GCEC	GCEC	GCEC	GCND	GCMF	GCMF
Dosis (mg/kg KG)	2,2	2,5	2,0	0,125	0,25	2,0	2,2	2,0–2,2
Letzte Messung nach (h)	0,58	12	2	7	7	5	0,5	24
Modell (Kompartments)	1	2	1	2	2	3	2	3
And. Medikation	nicht vermerkt	nicht vermerkt	ja	nein	nein	ja	nein	ja
t 1/2 π (min)						1,6		0,49
t 1/2 α (min)	18	11		18	16	12	5,5	8,7
t 1/2 β (min)		151	79	182	178	118	122	158
V (L)		204		157	232			148
Clearance (L/min)		1,2		1,2	1,4	0,81		1,3

Verwendete Abkürzungen: t 1/2 π, sehr rasche initiale Eliminationsphase; t 1/2 α, initiale Eliminationsphase; t 1/2 β, terminale Eliminationsphase; V, Verteilungsvolumen im Steady State; GCEC, gas chromatography electron capture; GCFID, gas chromatography flame ionization detection; GCND, gas chromatography nitrogen detection; GCMF, gas chromatography mass fragmentography

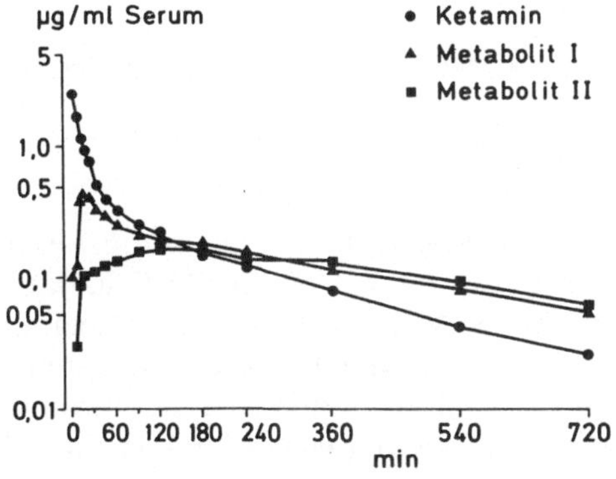

Abb. 8. Serumkonzentrationen von Ketamin und seinen Metaboliten I und II nach Verabreichung von 2,5 mg/kg KG Ketamin i.v. (Nach [101])

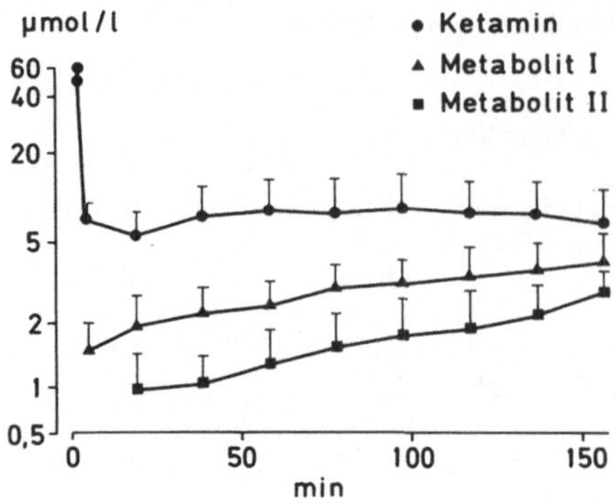

Abb. 9. Mittelwerte und Standardabweichung der Plasmakonzentrationen von Ketamin, Norketamin (Metabolit I) und Dehydronorketamin (Metabolit II) bei länger als 150 min dauernden Ketaminanästhesien (Bolus 2 mg/kg KG i.v. und nachfolgende Trophinfusion). (Nach [38])

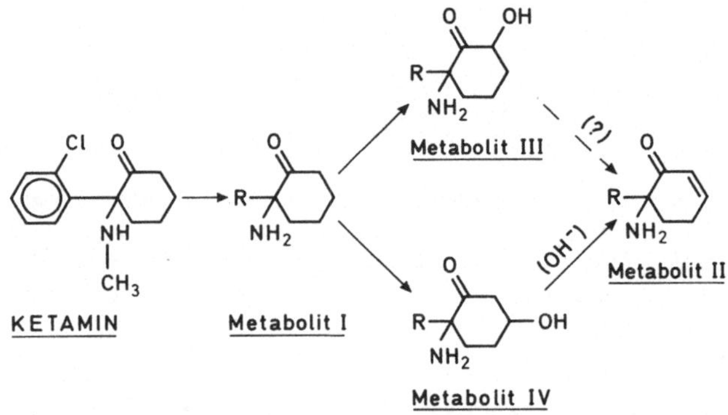

Abb. 10. Metabolisierungsschema von Ketamin. (Nach [14])

Im Tierversuch wird Ketamin rasch metabolisiert [11]. Bei Untersuchungen mit Kaninchengewebe zeigte sich, daß sowohl Lungen- als auch Leberenzymsysteme zur Metabolisierung von Ketamin in der Lage sind [71]. Aus Rhesusaffenurin isolierte Metaboliten sind: durch N-Demethylierung entstandener Metabolit I, das teils unsaturierte Cyclohexanonderivat (Metabolit II), ein Zwischenoxydationsprodukt (Metabolit III) und ein β-Hydroxyderivat (Metabolit IV) [11] (Abb. 10).

Bei Untersuchungen am Menschen nach Applikation von 1 mg/kg KG tritiummarkiertem Ketamin waren nach 5 Tagen 91% des Tritiums im Urin und nur 3% in den Fäzes ausgeschieden [12]. Die gefundenen Ketaminmetaboliten waren identisch mit den im Tierversuch isolierten. Unverändertes Ketamin herrschte in den ersten wenigen Minuten nach Zufuhr im Plasma vor. Metabolit I erschien innerhalb von 15 min und erreichte ein Maximum in etwa 30 min; Metabolit II erschien innerhalb 1 h. Die säurelabilen Konjugate im Urin stellen etwa ein Drittel des im Urin ausgeschiedenen Tritiums in den ersten 2–4 h dar und steigen auf zwei Drittel in späteren Zeitperioden an. Etwas unverändertes Ketamin wurde im Urin in den ersten 4 h gefunden, zusammen mit großen Mengen des Metaboliten II und kleinen Mengen von Metabolit III und IV. Nach dieser Zeitperiode konnte kaum noch unverändertes Ketamin im Urin gefunden werden, obwohl große Mengen Metabolit II und kleinere Mengen Metabolit III und IV vorhanden waren [11]. Die kataleptischen und anästhetischen Wirkungen von Metabolit I und II sind gering, mit etwa 0,1 und 0,01 von denen des Ketamins [14].

Toxikologie

Akute und chronische Toxizität

Die akute Toxizität von Ketamin ist sehr gering. Der intraperitoneale LD_{50}-Wert bei erwachsenen Mäusen und Ratten betrug etwa das 100fache der durchschnittlichen intravenösen Dosis für den Menschen und etwa das 20fache der durchschnittlichen intramuskulären Dosis. Tabelle 2 gibt eine Übersicht über die akute Toxizität bei Mäusen und Ratten, bezogen auf Ketaminbase in mg/kg Körpergewicht [43]. Die LD_{50} bei Affen betrug etwa 60 mg/kg KG bei i.v. Verabreichung. Während Ketamin für neugeborene Ratten toxischer ist als für ausgewachsene Tiere, läßt sich diese Altersabhängigkeit bei Mäusen nicht zeigen.

Toxizität bei wiederholter Gabe: Ratten erhielten über 6 Wochen täglich intravenöse Injektionen von 2,5–10,0 mg/kg KG Ketamin. Außer einer leichten Einschränkung der Nahrungsaufnahme traten keine Störungen auf. Regelmäßige Kontrollen der Laborwerte und autoptische Untersuchungen ergaben keinen Anhalt für toxische, durch die Substanz bedingte Veränderungen. Hunde, die über 6 Wochen täglich 4–40 mg/kg KG Ketamin i. m. erhielten, zeigten lediglich eine wahrscheinlich auf Aktivitätsverlust zurückzuführende Gewichtsabnahme. Klinisch beachtenswerte hämatologische oder hämatopoetische Veränderungen traten nicht auf. Bei der z. T. sehr hohen Dosierung kam es zu einer transienten Erhöhung des Serumcholesterins, des Reststickstoffes sund der alkalischen Phosphatase- und der Transaminasewerte, die sich jedoch nach Absetzen der Substanz normalisierten und wahrscheinlich im Zusammenhang mit der unter der hohen Dosierung aufgetretenen temporären Anorexie und dem Gewichtsverlust standen. Histologische Veränderungen waren klinisch unbedeutend.

Wurden Affen während 4–6 Wochen 2mal wöchentlich für 3–6 h mit Ketamin anästhesiert, kam es zu geringer BKS-Beschleunigung und leichtem Anstieg der Leukozytenwerte. Es kam zu einer nichtdosisbezogenen Erhöhung der Transaminasewerte.

Tabelle 2. Akute Toxizität (LD_{50}) von Ketamin (mg Ketaminbase/kg KG). (Nach [43])

Zufuhr	Maus	Ratte
Oral	$616,6 \pm 33,6$	$446,7 \pm 10,6$
Intraperitoneal	$223,9 \pm\ 3,9$	$223,9 \pm\ 3,7$
Intravenös	—	$58,9 \pm\ 1,2$

Gewebeverträglichkeit

Die gute Gewerbeverträglichkeit von Ketamin konnte in den Studien mit wiederholter Anwendung nachgewiesen werden. Makroskopische und mikroskopische Untersuchungen bei der Autopsie von Versuchstieren und zahlreiche Gewebeschnitte zeigten keine lokalen Irritationen.

Ketamin wurde intraarteriell an Ratten und Hunden verabreicht; histologische Schnitte wurden 1–7 Tage nach der Injektion angefertigt. Beim Vergleich dieser Schnitte mit den histologischen Befunden der Arterienwände von Kontrolltieren, denen physiologische Kochsalzlösung injiziert worden war, zeigten sich keine Unterschiede.

Teratogene Effekte

Untersuchungen an Ratten (10 mg/kg KG i.v. und 20 mg/kg KG i.m.) und Kaninchen (20 mg/kg KG i.m.) wurde nach einem bestimmten Dosierungsplan – mehrmalige Anwendung während der Zeit vor der Belegung, der Organogenese und der Perinatalzeit – durchgeführt. Hunde erhielten in weiteren Untersuchungen während jedem der drei Schwangerschaftstrimester wiederholte Ketamindosierungen von 20 mg/kg KG intramuskulär. Es wurden keinerlei substanzbedingte Veränderungen beobachtet, weder der Fortpflanzungsfähigkeit der Elterntiere noch Abweichungen vom normalen Schwangerschaftsverlauf bei den Muttertieren oder des Wurfs gegenüber den Kontrolltieren.

In den Teratogenitätsstudien waren Untersuchungen auf mögliche Skelettmißbildungen eingeschlossen. Hierzu erhielten Ratten während der Gestationsperiode an den Tagen 6–10 bzw. an den Tagen 11–25 jeweils 20 mg/kg KG Ketamin. In der Vergleichsgruppe wurde während dieser Tage (6–15) physiologische Kochsalzlösung verabreicht. Skelettmißbildungen der Jungen wurden nicht beobachtet.

Anatomische Abweichungen oder Ossifikationsvariationen werden an Tieren und Versuchsbedingungen häufig beobachtet – bei den vorliegenden Versuchen wurde kein Unterschied zwischen der Ketamin- und der Kontrollgruppe gesehen. Weder die Verteilung noch die Zahl der beobachteten Veränderungen sprach für eine Substanzabhängigkeit.

Auch in entsprechenden Untersuchungen am Kaninchen war hinsichtlich Skelettmißbildungen und anatomischen oder Ossifikationsvariationen kein Unterschied zwischen den Jungen der Ketaminbehandelten Tiere und denen der Kontrolltiere festzustellen (Ergebnisse aus den Forschungslaboratorien von Parke-Davis, Ann Arbor).

Auswirkungen auf die Leber

Nach den vorliegenden Untersuchungen am Menschen hat Ketamin keine organotoxischen Wirkungen. Schaps u. Hauenschild [84] kontrollierten bei 151 lebergeschädigten Patienten mit pathologischen Enzymwerten und/oder Bilirubinerhöhung nach einer Kombinationsnarkose von Droperidol und Ketamin im Dauertropf die Laborwerte vor der Narkose und 3–8 Tage nach der Narkose zur Laparoskopie. Die Werte blieben im Verlauf unverändert oder besserten sich (54,9%), nur bei 5,9% der Fälle wurde mit progredientem Verlauf der Grundkrankheit eine Verschlechterung festgestellt. Die Autoren schließen aus diesen Ergebnissen, daß Ketamin keine Leberzellschädigung verursacht. Die Ergebnisse stimmen mit denen anderer Autoren überein [77]. Zur abdominalen Schnittentbindung bei schwerer akuter viraler Hepatitis und begleitender Gastrointestinalblutung sowie Hypofibrinogenämie, Thrombozytopenie und verlängerter Thromboplastinzeit erfüllte eine niedrigdosierte Ketaminanästhesie mit hoher F_1O_2 die mütterlichen und fetalen Ansprüche in hohem Maße [82].

Diese Betrachtungen zur Pharmakologie von Ketamin beziehen sich nur auf die Wirkung der Substanz selbst. In Kombinationen, insbesondere mit Benzodiazepinen, werden Wirkungen, die z.T. als unerwünscht gelten, abgeschwächt bzw. eliminiert, während günstige Eigenschaften teilweise erhalten blieben. Diese Kombinationen haben sich aus der klinischen Erfahrung ergeben und werden in den nachfolgenden Beiträgen dargestellt. Die in diesem Beitrag zitierte Literatur stellt nur einen Ausschnitt aus der vorhandenen dar. Für detailliertere Informationen sei auf die entsprechenden Datenbanken verwiesen.

Literatur

1. Ahuja BR (1983) Analgesic effect of intrathecal ketamine in rats. Br J Anaesth 55:991–995
2. Appel E, Dudziak R, Palm D, Wnuk A (1979) Sympathoneural and sympathoadrenal activation during ketamine anesthesia. Eur J Clin Pharmacol 16:91–95
3. Balmer HGR (1978) Cardiovascular responses to ketamine infusion in cardiac surgery patients. In: V. European Congress of Anaesthesiology, Paris. Excerpta Medica, Amsterdam (International Congress Series No 452, pp 132–133)
4. Baur KF (1979) Immunsuppression durch Halothan, Ketamin und Bupivacain. In: XVI. Gemeinsame Tagung der deutschen, schweizerischen und österreichischen Gesellschaft für Anaesthesiologie, Reanimation und Intensiv-Therapie, Innsbruck. Abstracts, S 140
5. Bevan DR, Budhu R (1975) The effect of ketamine on renal blood-flow in greyhounds. Br J Anaesth 47:634–635
6. Bielenberg GW, Sauer D, Burniol M (1987) Effects of cerebro-protective agents on postischemic energy metabolism in the rat brain. Naunyn-Schmiedeberg's Arch Pharmacol 335:R 99
7. Bihler K (1973) Nierenfunktion unter Ketamin beim alten Patienten. In: Gemperle M, Kreuscher H, Langrehr D (Hrsg) Ketamin. Springer, Berlin Heidelberg New York (Anaesthesiologie und Wiederbelebung, Bd 69, S 413–419)
8. Brock-Utne JG, Kallichurum S, Mankowitz E, Maharaj RJ, Downing JW (1982) Intrathecal ketamine with preservative – histological effects on spinal nerve roots of baboons. S Afr Med J 61:440–441

9. Brock-Utne JG, Mankowitz E, Kallichurum S, Downing JW (1982) Effects of intrathecal saline and ketamine with and without preservative on the spinal nerve roots of monkeys. S Afr Med J 61:360–361

10. Brückner JB, Patschke D, Reinecke A, Tarnow J (1973) Untersuchungen zur Wirkung von Ketamin im experimentellen hämorrhagischen Schock. In: Gemperle M, Kreuscher H, Langrehr D (Hrsg) Ketamin. Springer, Berlin Heidelberg New York (Anaesthesiologie und Wiederbelebung, Bd 69, S 99–119)

11. Chang T, Glazko AJ (1974) Biotransformation and disposition of ketamine. Int Anesthesiol Clin 12:157–177

12. Chang T, Savory A, Albin M, Goulet R, Glazko AJ (1970) Metabolic disposition of tritium-labelled ketamine (Ketalar; CI-581) in normal human subjects. Clin Res 18:597

13. Chasapakis G, Kekis N, Sakkalis C, Kolios D (1973) Use of ketamine and pancuronium for anesthesia for patients in hemorrhagic shock. Anesth Analg 52:282–287

14. Chen G (1969) The pharmacology of ketamine. In: Kreuscher H (Hrsg) Ketamine. Springer, Berlin Heidelberg New York (Anaesthesiologie und Wiederbelebung, Bd 40, S 1–11)

15. Cirota N (1978) The long term use of ketamine in subanaesthetic doses for the burnt patient. 1978 S.A.S.A Congress. Summary of Scientific Programme, p 20

16. Clements JA, Nimmo WS (1981) Pharmacokinetics and analgesic effect of ketamine in man. Br J Anaesth 53:27–30

17. Cohen ML, Trevor AJ (1974) On the cerebral accumulation of ketamine and the relationship between metabolism of the drug and its pharmacological effects. J Pharmacol Exp Ther 189:351–358

18. Collier HOJ, Dinneen LC, Johnson CA, Schneider C (1968) The abdominal constriction response and its suppression by analgesic drugs in the mouse. Br J Pharmacol 32:295–310

19. Corssen G, Little SC, Tavakoli M (1974) Ketamine and epilepsy. Anesth Analg 53:319–335

20. Corssen G, Miyasaka M, Domino EF (1968) Changing concepts in pain control during surgery: Dissociative anesthesia with CI-581. Anesth Analg 47:746–758

21. Dawson B, Michenfelder JD, Theye RA (1971) Effects of ketamine on canine cerebral blood flow and metabolism: Modification by prior administration of thiopental. Anaesth Analg 50:443–447

22. Dayton PG, Stiller RL, Cook DR, Perel JM (1983) The binding of ketamine to plasma proteins: Emphasis on human plasma. Eur J Clin Pharmacol 24:825–831

23. Dick W, Knoche E, Gundlach G, Klein I (1983) Klinisch experimentelle Untersuchungen zur postoperativen Infusionsanalgesie. Anaesthesist 32:272–278

24. Dick W, Kreuscher H (1973) Vergleichende Untersuchungen zur Succinylcholin-Bradykardie bei Kindern. In: Gemperle M, Kreuscher H, Langrehr D (Hrsg) Ketamin. Springer, Berlin Heidelberg New York (Anaesthesiologie und Wiederbelebung, Bd 69, S 89–98)

25. Domino EF (1981) Ketamine: Isomers and metabolites. In: Rügheimer E, Zindler M (eds) Anaesthesiology. Proceedings of the 7th World Congress of Anaesthesiologists. Excerpta Medica, Amsterdam pp 696–699

26. Domino EF, Chodoff P, Corssen G (1965) Pharmacologic effects of CI-581, a new dissociative anesthetic in man. Clin Pharmacol Ther 6:279–291

27. Domino EF, Zsigmond EK, Domino LE, Domino KE, Kothary SP, Domino SE (1982) Plasma levels of ketamine and two of its metabolites in surgical patients using a gas chromatographic mass fragmentographic assay. Anesth Analg 61:87–92

28. Dowdy EG, Kaya K (1968) Studies of the mechanism of cardiovascular responses to CI-581. Anesthesiology 29:931–943

29. Dowdy EG, Kaya K, Gocho Y (1973) Some pharmacologic similarities of ketamine, lidocaine, and procaine. Anesth Analg 52:839–842

30. Fuchs S, Kreuscher H (1969) Untersuchungen über den Einfluß von Ketamine auf humorale Systeme des Menschen. In: Kreuscher H (Hrsg) Ketamine. Springer, Berlin Heidelberg New York (Anaesthesiologie und Wiederbelebung, Bd 40, S 130–132)

31. Gethmann JW, Fuchs C, Knoll D, Spieckermann PG, Bretschneider HJ (1973) Biochemische Befunde am Myokard zum Wirkmechanismus von Ketamin. In: Gemperle M, Kreuscher H, Langrehr D (Hrsg) Ketamin. Springer, Berlin Heidelberg New York (Anaesthesiologie und Wiederbelebung, Bd 69, S 3–10)

32. Goldberg AH, Keane PW, Phear WPC (1970) Effects of ketamine on contractile performance and excitability of isolated heart muscle. J Pharmacol Exp Ther 175:388–394
33. Göthert M (1972) Die Sekretionsleistung des Nebennierenmarks unter dem Einfluß von Narkotika und Muskelrelaxanzien. Springer, Berlin Heidelberg New York (Anaesthesiologie und Wiederbelebung, Bd 70)
34. Hensel I, Braun U, Kettler D, Knoll D, Martel J, Paschen K (1972) Untersuchungen über Kreislauf- und Stoffwechselveränderungen unter Ketamine-Narkose. Anaesthesist 21:44–49
35. Herrschaft H, Schmidt H (1973) Das Verhalten der globalen und regionalen Hirndurchblutung unter dem Einfluß von Propanidid, Ketamine und Thiopental-Natrium. Anaesthesist 22:486–495
36. Hug CC, Stiller RS, Chipponi C, Perel JM (1981) Ketamine (K) pharmacokinetics in cardiac surgery. Pharmacologist 23:203
37. Idvall J (1981) Influence of ketamine anesthesia on cardiac output and tissue perfusion in rats subjected to hemorrhage. Anesthesiology 55:297–304
38. Idvall J, Ahlgren J, Aronsen KF, Stenberg P (1979) Ketamine infusions: Pharmacokinetics and clinical effects. Br J Anaesth 51:1167–1173
39. Islas J-A, Astorga J, Laredo M (1985) Epidural ketamine for control of postoperative pain. Anesth Analg 64:1161–1162
40. Ito Y (1974) Post-operative pain relief with ketamine infusion. Anaesthesia 29:222–229
41. Ivankovic AD, Miletich DJ, Reimann C, Albrecht RF, Zahed B (1974) Cardiovascular effects of centrally administered ketamine in goats. Anesth Analg 53:924–933
42. Kassel H (1973) Ketanest-Anaesthesie bei Urämie. In: Gemperle M, Kreuscher H, Langrehr D (Hrsg) Ketamin. Springer, Berlin Heidelberg New York (Anaesthesiologie und Wiederbelebung, Bd 69, S 362–363)
43. Kaump DH, Kurtz SM, Fisken RA, Schardein JL, Roll DE, Reutner TF (1969) Toxicology of ketamine. In: Kreuscher H (Hrsg) Ketamin. Springer, Berlin Heidelberg New York (Anaesthesiologie und Wiederbelebung, Bd 40, S 12–19)
44. Klose R, Hartung H-J, Kotsch R, Walz T (1982) Experimentelle Untersuchung zur intracraniellen Drucksteigerung durch Ketamine beim hämorrhagischen Schock. Anaesthesist 31:33–38
45. Kreuscher H, Grote J (1967) Die Wirkung des Phencyclidinderivates Ketamine (CI-581) auf die Durchblutung und Sauerstoffaufnahme des Gehirns beim Hund. Anaesthesist 16:304–308
46. Kugler J, Doenicke A, Laub M, Kleinert H (1969) Elektronencephalographische Untersuchungen bei Ketamine und Methohexital. In: Kreuscher H (Hrsg) Ketamin. Springer, Berlin Heidelberg New York (Anaesthesiologie und Wiederbelebung, Bd 40, S 101–109)
47. Kugler J, Doenicke A, Laub M (1973) EEG und motorische Aktivitätsformen bei Narkosen. In: Danzmann E (Hrsg) V. Symposium anaesthesiologiae internationale, Berlin, S 38–55
48. Kunke S, Erdmann W, Frey R, Günther H, Stosseck K (1973) PO_2, Mikrozirkulation und Zelfunktion in der Hirnrinde nach Applikation von i.v. Anaesthetika. XIII. Gemeinsame Tagung der deutschen, schweizerischen und österreichischen Gesellschaften für Anaesthesiologie und Reanimation, Linz. Abstracts, S 35–36
49. Langrehr D, Agoston S, Salt P, Erdmann W (1979) Ketamine-analgesia. In: Spierdijk J, Feldmann SA, Bennebroek-Gravenhorst J, Mattie H (eds) Analgesia in anesthesia and obstetrics. Proceedings Boerhave Course Leiden, pp 71–96
50. Langrehr D, Alai P, Andjelković J, Kluge J (1967) Zur Narkose mit Ketamine (CI-581): Bericht über erste Erfahrungen in 500 Fällen. Anaesthesist 16:308–318
51. Langrehr D, Kluge J, Neuhaus R (1972) 5 Jahre Erfahrung mit der dissoziativen Ketamine-Anästhesie. Anästh Prax 7:5–12
52. Langrehr D, Singbartl G (1977) Die Herz-Kreislaufwirkung von Ketamin: Zusammenfassung der vorliegenden Befunde. In: Erlanger Anästhesie-Seminare I. Medizin Media Analyse Wolfgang Henke, Bubenreuth, S 13–39
53. Langrehr D, Stolp W (1969) Der Einfluß von Ketamine auf verschiedene Vitalfunktionen des Menschen (experimentelle Untersuchungen und klinische Erfahrungen bei 1300 Fällen). In: Kreuscher H (Hrsg) Ketamin. Springer, Berlin Heidelberg New York (Anaesthesiologie und Wiederbelebung, Bd 40, S 25–51)

24   G. Schulte-Steinberg und W. Reimann

54. Latarjet J, Bouletreau P, Gilles YD, Fraisse G, Dubernard JM, Banssillon VG (1972) Kétamine et insuffisance rénale. Anesth Anal Réan 29:263–264
55. Laxenaire MC, Manel J, Borgo J, Moneret-Vautrin DA (1985) Facteurs de risque d'histaminolibération: Étude prospective dans une population anesthésiée. Ann Fr Anesth Réanim 4:158–166
56. Longnecker DE, Ross DC (1978) Ketamine versus halothane anesthesia in hemorrhagic shock. In: V. European Congress of Anaesthesiology, Paris. Excerpta Medica, Amsterdam (International Congress Series No 452, pp 198–199)
57. Malo R, Luna P, Peon C, Barragan R, Hulsz E (1978) A study of the antiarrhythmic effect of ketamine during surgical anesthesia. In: V. European Congress of Anaesthesiology, Paris. Excerpta Medica, Amsterdam (International Congress Series No 452, pp 136–137)
58. Mankikian B, Cantineau JP, Sartene R, Clergue F, Niars P (1986) Ventilatory pattern and chest wall mechanics during ketamine anesthesia in humans. Anesthesiology 65:492–499
59. Mankowitz E, Brock-utne JG, Cosnett JE, Green-Thompson R (1982) Epidural ketamine. S Afr Med J 61:441–442
60. Marcoux FW, Goodrich JE, Dominick MA, Gough AW (1986) Ketamine prevents global brain ischemia-induced increases in exploratory locomotor activity in gerbils. Soc Neurosci Abstr 12:179
61. McCarthy DA (1971) The pharmacology of ketalar. A review of laboratory studies. In: Ketalar (Ketamine hydrochloride). Parke, Davis & Comp., Montreal, pp 1–24
62. McCarthy DA, Chen G, Kaump DH, Ensor C (1965) General anesthetic and other pharmacological properties of 2-(o-chlorophenyl)-2-methylamino cyclohexanone HCl (CI-581). J New Drugs 5:21–33
63. Meyer-Burgdorff C, Seide G, Wolf J (1976) Histaminfreisetzung durch Narkosemittel. Anaesthesist 25:1–5
64. Miletich DJ, Ivankovic AD, Albrecht RF, Zahed B, Ilahi AA (1973) The effect of ketamine on catecholamine metabolism in the isolated perfused rat heart. Anesthesiology 39:271–277
65. Montel H, Starke K, Schümann HJ (1973) Tierexperimentelle Untersuchungen zum Mechanismus der pulsfrequenz- und blutdrucksteigernden Wirkung des Ketamins. In: Gemperle M, Kreuscher H, Langrehr D (Hrsg) Ketamin. Springer, Berlin Heidelberg New York (Anaesthesiologie und Wiederbelebung, Bd 69, S 77–83)
66. Montero Benzo R, Paris M, Aznar J (1970) Action de la kétamine sur les systèmes hémostatiques. Med Hyg 28:1630–1631
67. Morel DR, Forster A, Gemperle M (1986) Noninvasive evaluation of breathing pattern and thoraco-abdominal motion following the infusion of ketamine or droperidol in humans. Anesthesiology 65:392–398
68. Naguib M, Adu-Gyamfi Y, Absood GH, Farag H, Gyasi HK (1986) Epidural ketamine for postoperative analgesia. Can Anaesth Soc J 33:16–21
69. Nedergaard OA (1973) Cocaine-like effect of ketamine on vascular adrenergic neurones. Eur J Pharmacol 23:153–161
70. Oyama T, Matsumoto F, Kudo T (1970) Effects of ketamine on adrenocortical function in man. Anesth Analg 49:697–700
71. Pedraz JL, Lanao JM, Dominguez-Gil A (1985) Kinetics of ketamine and its metabolites in rabbits with normal and impaired renal function. Eur J Drug Metab Pharmacokinet 10:33–39
72. Peter K, Dietze W, Klose R, Mayr J (1973) Kreislaufveränderungen beim Hund durch intravenöse Anwendung von Ketamin nach α-Receptoren-Blockade. In: Gemperle M, Kreuscher H, Langrehr D (Hrsg) Ketamin. Springer, Berlin Heidelberg New York (Anaesthesiologie und Wiederbelebung, Bd 69, S 47–53)
73. Peter K, Klose R, Lutz H (1970) Ketanest zur Narkoseeinleitung beim Schock. Z Prakt Anästh 5:396–401
74. Pfenninger E, Ahnefeld FW, Grünert A (1985) Untersuchung zum intrakraniellen Druckverhalten unter Ketaminapplikation bei erhaltener Spontanatmung. Anaesthesist 34:191–196
75. Pfenninger E, Dick W, Grünert A, Lotz P (1984) Tierexperimentelle Untersuchung zum intrakraniellen Druckverhalten unter Ketamineapplikation. Anaesthesist 33:82–88

76. Pfenninger E, Marx A, Schmitz E, Ahnefeld FW (1987) Das Verhalten des intrakraniellen Druckes nach Ketamingabe bei Patienten mit akutem Schädel-Hirn-Trauma. Notfallmedizin (im Druck)
77. Sabathie M, Seguier F (1978) Hepatic tolerance to ketamine hydrochloride. In: V. European Congress of Anaesthesiology, Paris. Excerpta Medica, Amsterdam (International Congress Series No 452, pp 139–140)
78. Sadove MS, Shulmann M, Hatano S, Fevold N (1971) Analgesic effects of ketamine administered in subdissociative doses. Anesth Analg 50:452–457
79. Saissy JM, Drissy-Kamili N, Noureddine A, Mabrouk H (1984) Contribution à l'étude de l'analgésie post-opératoire à la kétamine par voie péridurale. Convergences Med 3:399–401
80. Samaryutel I, Kolesnikov I, Nikolajev G, Zilmer K (1986) Suppression of neuroendocrine stress reaction in oncologic surgery with epidural ketamine and morphine. In: Bergmann H, Kramar H, Steinbereithner K (Hrsg) VII. European Congress of Anaesthesiology. Maudrich, Wien (Beiträge zur Anaesthesiologie und Intensivmedizin, Bd 17, S 259–260)
81. Schaer H, Frey P (1970) L'action de l'hydrochlorure de 2-(o-chlorophényl)-2-(méthylamino)-cyclohéxanone (Ketalar) sur les différents paramètres circulatoires du vieillard. Med Hyg 28:1626–1627
82. Schaer HM, Marx GF (1978) Anaesthesie für die Sectio caesarea bei akuter viraler Hepatitis. Anaesthesist 27:553–556
83. Schalk HV, List WF (1981) Liquordruckentwicklung nach Ketamin. In: Dick W (Hrsg) Ketamin (Ketanest) in Notfall- und Katastrophenmedizin. Perimed, Erlangen, S 71–76
84. Schaps D, Hauenschild E (1977) Anwendung von Ketamin bei lebergeschädigten Patienten. Anaesthesist 26:172–175
85. Schaps D, Reichelt W, Luhmer J, Kallfelz H-C (1979) Der Einfluß von Ketamine auf die coronare ADVO$_2$, die Hämodynamik und den Myocardstoffwechsel bei Kindern mit einfacher Transposition der großen Arterien: In: XVI. Gemeinsame Tagung der deutschen, schweizerischen und österreichischen Gesellschaften für Anaesthesiologie, Reanimation und Intensiv-Therapie, Innsbruck. Abstracts, S 50
86. Schaps D, Reichelt W, Luhmer J, Kallfelz HC, Oelert H (1980) Influence of ketamine on pulmonary pressure, coronary AVDO$_2$ and myocardial metabolism in children with transposition of the great arteries. In: 7th World Congress of Anaesthesiologists, Hamburg. Excerpta Medica, Amsterdam (International Congress Series No 538, pp 395–396)
87. Scheurecker F, Thalhammer F (1977) Zur Ketaminemononarkose für Schieloperationen im Kindesalter. Klin Monatsbl Augenheilkd 171:122–126
88. Schlag G (1972) Technik und Probleme der Anästhesie beim hypovolämisch-traumatischen Schock. Anästh Prax 7:23–29
89. Simmendinger H-J, Buschbaum L, Gabelmann J (1974) Die Wirkung intravenöser Narkotika auf den unteren Oesophagusphinkter (UÖS). In: IV. European Congress of Anaesthesiology, Madrid. Excerpta Medica, Amsterdam (International Congress Series No. 330, pp 143)
90. Singbartl G, Langrehr D, Neuhaus R (1976) Kardiodepressive Effekte von Ketamin, Etomidate, Methohexital und Propanidid. Prakt Anästh 11:397–404
91. Slogoff S, Allen GW, Wessels JV, Cheney DH (1974) Clinical experience with subanesthetic ketamine. Anesth Analg 53:354–358
92. Sonntag H, Heiss HW, Knoll D, Fuchs C, Regensburger D, Schenk HD, Bretschneider HJ (1973) Der Einfluß von Ketamin auf den myokardialen Metabolismus. In: Gemperle M, Kreuscher H, Langrehr D (Hrsg) Ketamin. Springer, Berlin Heidelberg New York (Anaesthesiologie und Wiederbelebung, Bd 69, S 37–46)
93. Stolz C, Heller W (1973) Stoffwechseluntersuchungen unter Ketamin. In: Gemperle M, Kreuscher H, Langrehr D (Hrsg) Ketamin. Springer, Berlin Heidelberg New York (Anaesthesiologie und Wiederbelebung, Bd 69, S 300–302)
94. Tarnow J, Hess W (1979) Flunitrazepam-Vorbehandlung zur Vermeidung kardiovaskulärer Nebenwirkungen von Ketamin. Anaesthesist 28:468–473
95. Traber DL, Wilson RD, Priano LL (1970) Blockade of the hypertensive response to ketamine. Anesth Analg 49:420–426
96. Traber DL, Wilson RD, Priano LL (1970) The effect of beta-adrenergic blockade on the cardiopulmonary response to ketamine. Anesth Analg 49:604–613

97. Traber DL, Wilson RD, Priano LL (1970) A detailed study of the cardiopulmonary response to ketamine and its blockade by atropine. South Med J 63:1077–1081
98. Traber DL, Wilson RD, Priano LL (1971) The effect of alpha-adrenergic blockade on the cardiopulmonary response to ketamine. Anesth Analg 50:737–742
99. Tung AS, Yaksh TL (1981) Analgesic effect of intrathecal ketamine in the rat. Reg Anesth 6:91–94
100. Weiss J, Goldberg MP, Choi DW (1986) Ketamine protects cultured neocortical neurons from hypoxic injury. Brain Res 380:186–190
101. Wieber J, Gugler R, Hengstmann JH, Dengler HJ (1975) Pharmacokinetics of ketamine in man. Anaesthesist 24:260–263
102. Wilson RD, Priano LL, Traber DL, Sakai H, Daniels JC, Ritzmann SE (1971) An investigation of possible immunosuppression from ketamine and 100 percent oxygen in normal children. Anesth Analg 50:464–470
103. Wong DHW, Jenkins LC (1975) The cardiovascular effects of ketamine in hypotensive states. Can Anaesth Soc J 22:339–348

Ketamin: Von der Mononarkose zur Kombinationsnarkose

W. Tolksdorf

Einleitung

Ketamin, dessen wesentliche pharmakologische Eigenschaften im ersten Beitrag beschrieben wurden, ist eines der faszinierendsten, ungewöhnlichsten Anästhetika. Wie bei allen faszinierenden, ungewöhnlichen Dingen sind auch die Ansichten zu Ketamin extrem. Unterscheiden sich die Ansichten zu Halothan, Ethrane und Isofluran relativ emotionslos, v. a. hinsichtlich belegbarer unterschiedlicher Eigenschaften, so sind die Ansichten zu Ketamin häufig emotionsgeladen und variieren zwischen Extremen. Ich führe diese, an sich unerwünschte, emotionale Beteiligung an der sachlich zu haltenden, wissenschaftlichen Diskussion auch auf ästhetische Aspekte der Ketaminanästhesie zurück. Auf die Gründe für diese Vermutung werde ich weiter unten eingehen.

Der Weg von der Mononarkose zur Kombinationsnarkose ist am Anfang gekennzeichnet durch die kardiovaskulären Nebenwirkungen, die bei bestimmten Patientengruppen unerwünscht, bei anderen durchaus erwünscht sind – und durch die psychotomimetischen, die teilweise äußerst unangenehm empfunden wurden, häufiger aber, wie ich glaube, den Beobachter irritierten. Am Ende dieses Weges steht die Benzodiazepin-Ketamin-Kombinationsanästhesie, in der kardiovaskuläre und psychotomimetische Nebenwirkungen nahezu vollständig eliminiert sind.

Am Anfang meiner Beschäftigung mit Ketamin außerhalb der Klinik stand eine recht umfassende Literaturrecherche, die allerdings nicht den Anspruch auf Vollständigkeit erheben kann. Im Zusammenhang mit dieser Beschäftigung mit Ketamin stand zunächst der Band Nr. 40 der Reihe „Anaesthesiologie und Wiederbelebung", herausgegeben von H. Kreuscher, mit dem Titel „Ketamin", erschienen im Springer-Verlag (1969). In diesem Band wird von vielen namhaften Autoren über erste Erfahrungen mit Ketamin, auch im Selbstversuch, anläßlich eines internationalen Symposiums am 23. und 24. Februar 1969 in Mainz berichtet. Im folgenden sollen einige für die gestellte Frage wichtige Aspekte punktuell berichtet werden.

Die typischen subjektiv und objektiv beobachtbaren Ketaminwirkungen

Der Patient (oder Proband) verspürt nach der Injektion von Ketamin ein Taubheitsgefühl, häufig zuerst um den Mund herum und dann eine aufgehobene Schmerzempfindung bei erhaltener Berührungsempfindung. Parallel dazu kommt es zu Sehstörungen, Fixationsstörungen, Artikulationsstörungen und bei höherer Dosierung zu einer Umwölkung und Umnachtung des Bewußtseins.

Berichte über Selbstversuche

Ich halte es für sinnvoll, an dieser Stelle Jean Lassner [60] zu zitieren, der über Erfahrungen mit Ketamin im Selbstversuch berichtete:

„Beim Eintropfen der Lösung kam es schon nach 3 mg (ich wiege 80 kg) zu leichter Sehstörung, zur Schwierigkeit zu fixieren, bald zu Schwierigkeiten beim Artikulieren der Worte. Um den Mund herum ein Gefühl von ‚Dicke‘, so wie nach einer Injektion von einem Lokalanästhetikum durch den Zahnarzt. Dann eine Umwölkung und Umnachtung des Bewußtseins, obwohl die Verbalisierung weiterhin, wenn auch mit Schwierigkeiten, durchzuführen war. Ein gradueller Verfall des Körperbewußtseins und Unmöglichkeit bestimmte Gegenden, die Körperinseln, zu lokalisieren. Das Selbstgefühl, das Ich-Gefühl, zog sich gewissermaßen mehr und mehr in die kraniale Gegend zurück, bis schließlich das Selbstbewußtsein in eine Gegend um Stirn und Augen beschränkt war. Trotzdem war weiterhin eine Verbalisierung möglich, wenn auch mit erheblichen Schwierigkeiten beim Aussprechen: Stottern, Echolalie und ähnliche Erscheinungen. Zugleich kam es, vielleicht aus dem experimentellen Zusammenhang heraus, zu einer eigenartigen Schwierigkeit, gleichzeitig Beobachter und Beobachteter zu sein. Dieser Versuch, festzustellen, was erlebt wird, führte zu einer Entzweiung des Beobachteten und des Beobachters selbst, und zwar stärker bei einer höheren Dosierung als der niedrigeren, zugleich mit einem merkwürdigen Wiederholungsphänomen. Es war so, wie wenn man, zwischen zwei Spiegeln sitzend, das Spiegelbild und das gespiegelte Spiegelbild immer schwieriger voneinander unterscheiden kann.“

Und einige Zeilen weiter beschreibt er die Empfindungen bei höherer Dosierung:

„Wenn die Dosierung höher war und der tatsächliche Bewußtseinsverlust zustandegekommen war, traten beim Aufwachen oder beim Wiedereintreten des Beobachtungsvermögens verschiedene interessante Phänomene auf: Das Wesentlichste dabei war das Wiederkehren des Sprechvermögens zu einem Zeitpunkt, wo sowohl die Innenbeobachtung wie die optische Beobachtung durch das Sehen des Körpers zu erheblichen Störungen führte. Das Interessante dabei war, daß die vorgesehenen Schmerzreize durch Einstechen von Nadeln in verschiedene Körperpartien (Beine, Arme, Wangen und Nacken) in allen Zustandsmomenten als normal schmerzhaft empfunden wurden, aber in keiner Weise mit dem Körper in Zusammenhang zu bringen waren. Ketamin ist kein Analgetikum im üblichen Sinn. Der Schmerzreiz wird als solcher durchaus erfahren, aber nicht sensu strictiore einverleibt.“

In der nachfolgenden Diskussion wandten sich Corssen u. Langrehr gegen die Aussage von Lassner, Ketamin sei kein Analgetikum [56].

Auch heute ist man der Meinung, daß Ketamin sehr wohl analgetisch wirkt. Insbesondere die mit Ketamin anästhesierten Patienten geben nicht nur an, während des operativen Eingriffs schmerzfrei gewesen zu sein, sie berichten auch über eine weit über die Anästhesie hinausreichende Analgesie. Insgesamt kann wohl davon ausgegangen werden, daß Ketamin analgetisch wirkt.

Doenicke et al. [24] berichteten von Selbstversuchen eines der Ko-Autoren in demselben Band über folgende subjektive und objektive Erlebnisse und Beobachtungen:

> „Bei den ersten subjektiven Erlebnissen glaubte ich mich in einem komplizierten Röhrensystem. Im weiteren Verlauf konnte ich visuelle Eindrücke wahrnehmen. Der Raum erschien mir dämmrig-neblig. In der entfernten Lichtung einer Röhre erschien der Kopf eines Kollegen. Nun verstand ich einige Worte und begann zu antworten. Meine Sprache erschien mir selber lallend und dröhnend. Zwischendurch wiederholte sich die Vorstellung, verhext zu sein. Später ist mir gesagt worden, daß ich eigenartige Laute ausgestoßen habe. Meine Zunge erschien mir überaus groß, aber sehr leicht zu sein. Auch in den Extremitäten spürte ich eine auffallende Leichtigkeit. Kurz vor dem Aufwachen konnte ich wieder verstehen, was in der Umgebung gesprochen wurde und sah die Umwelt wieder, wenn auch stark verschwommen und sich ständig im Kreise drehend. Allerdings fühlte ich mich noch sehr schwach und es war mir übel."

Zu den Äußerungen sind die während der EEG-Ableitung notierten Beobachtungen aufschlußreich (Tabelle 1).

Tabelle 1. Äußerungen während EEG-Ableitung

Zeit/min	Subjektiv	Objektiv
0.–3.		Augen auf, starrer Blick
4.–6.		Injektionsende, Schmatzen, streckt die Zunge heraus, bewegt die Hände
7.–9.		Streckt die Zunge heraus, lautes Brummen, Grimassieren
10.–12.		Bewegt sich, Husten, Brüllen
13.–15.		Lautes Brüllen, Hilferufe
16.–18.	„was ist los"	Lautes Brüllen, hebt den Kopf
19.–21.	„es ist komisch – wo bin ich"	Schreien
22.–24.	„ich sehe mich als Schwartenmagen", „mit Ihnen spreche ich nicht mehr", „dies ist unmöglich", „es ist eine andere Welt"	Brüllen, starke körperliche Unruhe
25.–27.		Brüllen, bewegt Arme kreisend
28.–30.	„was mache ich mit", „ich bin verrückt", „ich habe Hunger"	Brüllen
31.–33.		Körperliche Unruhe
34.–36.	„es dreht sich alles"	Winkt mit der Hand
37.–39.		Allgemeine Unruhe
40.–42.	„ich könnte mich totlachen"	Streckt die Zunge heraus, schreit
43.–45.		Starkes Atmen, Brüllen
46.–48.		Dreht den Kopf hin und her
49.–51.		Streckt die Zunge heraus, brüllt
52.–54.	„ich sah Pastellfarben – braun, orange, es ist alles in Fluß"	Häufige Bewegungen

Tabelle 1 (Fortsetzung)

Zeit/min	Subjektiv	Objektiv
55.–57.	„ich sah Menschen in anderen Dimensionen, es war wie ein Kandinsky-Gemälde	Häufige Bewegungen
58.–60.	„man fühlte sich so verlassen"	Häufige Bewegungen
61.–63.		Häufige Bewegungen
64.–66.	„mein Mund ist pelzig"	Unruhig
67.–69.		Häufige Bewegungen
70.–72.		Häufige Bewegungen
73.–75.	„ich sehe schlecht, es ist alles verschwommen"	Häufige Bewegungen
	Subjektiv	Objektiv
76.–78.	„akustisches Empfinden hatte ich nicht. Ich war in einem System drinnen, man fließt im großen und ganzen, die Menschen waren verzerrte Typen, ich habe mich nicht sprechen gehört"	
79.–81.	„es waren Striche, die ineinanderflossen, ich flog davon und sah Leute"	Häufige Bewegungen
82.–84.		Häufige Bewegungen
85.–87.		Häufige Bewegungen
88.–90.	„es strömt auf einem ein und selbst ist man passiv"	Häufige Bewegungen
91.–93.		Beruhigung
94.–96.		Liegt ruhig
97.–99.		Liegt ruhig
100.–102.		Liegt ruhig
103.–105.		Liegt ruhig
106.–108.		Liegt ruhig
109.–111.		Liegt ruhig
112.–114.		Liegt ruhig
115.–117.		Liegt ruhig
118.–120.		Liegt ruhig

Insgesamt überwogen bei allen Versuchspersonen in den traumhaften Perioden irreale Vorstellungen mit Bewegungserlebnissen und Farbeindrücken (s. Tabellen 2 und 3). Taktile, akustische und schmerzhafte Reize waren in dieser Periode unwirksam. Anschließend bestanden in der Regel Phasen mit flüchtiger Depersonalisation. Derealisation und Körperschemastörungen bis zu 60 min. Von diesem Zeitpunkt an vermochten die Versuchspersonen mit Selbstbezogenheit und Selbstkritik zu berichten, daß sie geträumt hätten.

Der ästhetische Aspekt der Ketaminnarkose

Während die Symptomatik einer barbituratinduzierten Anästhesie die eines nach initial tiefer Inspiration und folgendem kurzem Atemstillstand tiefschlafenden Patienten ist, der bei adäquater Behandlung (z. B. assistierter Beatmung über Maske) ruhig und rosig daliegt, findet sich nach intravenöser Gabe von Ketamin eine Art „Katalepsie": die Augen bleiben geöffnet, es findet sich meist ein mäßiger Nystagmus bei erhaltendem Lid- und Kornealreflex. Die Muskulatur kann verspannt sein, und manchmal kommt es zu Massenbewegungen, die in keinem Zusammenhang zu chirurgischen Reizen stehen. Selbst bei geringen Ketamindosen kommt es zu Störungen der Organisation von Gedanken und der adäquaten Interpretation nicht nur der Umgebung, sondern auch des eigenen Körpers.

Die Symptomatik der Ketamin-Mononarkose ist häufig unästhetisch. Die vor allem in dem Bericht von Doenicke et al. [24] dargestellten beobachtbaren Phänomene können den „barbituratgewöhnten" Anästhesisten und Operateur eher in Distanz zu diesem Anästhesieverfahren bringen, als ihn damit anfreunden.

Die dissoziative Anästhesie

Ketamin bewirkt eine sog. dissoziative Anästhesie. Nach dem Eindruck des Beobachters kommt es nach der Injektion von Ketamin beim Patienten zunächst zu einem weiten Öffnen der Augen, diese verharren dann in einer starren Blickrichtung, und der Patient erscheint „wie abgeschaltet". Für diesen Zustand wurde der Begriff „dissoziative Anästhesie" geprägt [8, 17, 18, 20]. Dissoziative Anästhesie kann verstanden werden als Verlust der sensorischen Perzeption und des Bewußtseins ohne Schlaf (Diskonnektion des Individuums von der Umgebung ohne Schlaf). Man kann den Begriff der dissoziativen Anästhesie aber auch elektrophysiologisch definieren als Dissoziation zwischen dem thalamo-neokortikalen und dem limbischen System (siehe z. B. White [114]).

Bei untersuchten 100 Patienten beschrieben Benke u. Unger [7] bei

11 Patienten: Perseverationssymptome,
10 Patienten: Depersonalisationserlebnisse,
13 Patienten: Unruhe, die als Ausdruck von Angst interpretiert wurde,

sowie Logorrhoe einmal
Enthemmung viermal
Halluzinationen zweimal
Artikulationsstörungen einmal
und Stupor einmal in der postnarkotischen Phase.

Zusammenfassung

Es muß zusammenfassend festgehalten werden, daß die Ergebnisse und Berichte über Selbstversuche mit Ketamin von Anästhesisten sowie der beobachtbare, häufig wenig ästhetische Aspekt zu einer Distanz zu dieser Substanz führen konnten. Die Vermeidung dieser Nebenwirkungen war ein erstes Ziel der weiteren Forschung.

Andere Wirkungen von Ketamin auf das ZNS

Ketamin wirkt nicht epileptogen

Obgleich EEG-Untersuchungen den Verdacht nahelegten, daß Ketamin epileptische Anfälle auslösen könnte, muß heute eher angenommen werden, daß Ketamin antiepileptische Eigenschaften hat [79].

Die analgetische Wirkung von Ketamin überdauert die anästhetische

Die Wirkungen von Ketamin auf schmerzinvolvierte Systeme beinhaltet selektiv deprimierende Effekte auf die medialen Thalamuskerne ebenso wie auf Afferenzen, die die affektiv emotionale Schmerzkomponente betreffen [65, 98, 99].

Auch werden analgetische Effekte auf Rückmarksebene diskutiert [15, 104].

Ketamin soll auch an Opiatrezeptoren spezifisch gebunden werden [110]. Die klinische Bedeutung solcher Wirkmechanismen ist bislang unklar und muß vorsichtig beurteilt werden. In der abschließenden Diskussion (s. S. 97 ff.) wird darauf eingeganggen.

Die Aufwachreaktionen

Waren die beobachtbaren Symptome der Ketaminnarkose intraoperativ noch ein Problem für den Anästhesisten, z. B. von einem ästhetischen Standpunkt aus oder zeitweise ein Problem für den Chirurgen aufgrund der Massenbewegungen, so stellten sich die Aufwachreaktionen („post anaesthesic emergence reactions") als Problem für manche Patienten heraus. In der bereits zitierten Arbeit von Doenicke et al. [24] werden in zwei Tabellen die Trauminhalte, Farbeindrücke, Bewegungsphänomene und Traumqualitäten der Versuchspersonen zusammengefaßt (Tabellen 2 und 3).

Zusammenfassung der psychischen Phänomene:

- Veränderungen der Stimmungslage und des Körperempfindens,
- Out-of-body-Phänomene,
- Fließempfindungen,
- lebhafte Träume und Illusionen,
- seltsame „Trips",
- und manchmal sogar delirante Erlebnisse.

Hinzu kommen die beschriebenen Farbeindrücke, vorwiegend rot, orange, weiß, grau und grün. Aber auch andere Farben kommen vor. Bewegungen sind fliegend, schwebend, manchmal eckig. Nicht selten meinten die Patienten, sich in Maschinen zu befinden oder durch Röhren geschossen zu werden.

Tabelle 2

Versuchsperson Nr.	Trauminhalt	Farbeindrücke	Bewegungsphänomene	Traum war angenehm, unangenehm, indifferent
1	„Ich war auf einem Berg und sollte dort in eine Schublade gelegt werden; dabei wechselte ich auf verschiedene Höhenstufen. Ich fühlte mich dann selber als Schublade."	Rot	Geradlinige Fortbewegung	Indifferent
2	„Ich war in einem farbigen Traumstaat; dort fühlte ich mich als Amöbe."	Blau	Keine	Angenehm
3	„Ich war eine bunte Harlekin-Figur. In einem großen Gebäude wechselte ich ruckartig von Etage zu Etage; die Etagen hatten jeweils verschiedene Farben."	Grün, keine genauere Erinnerung	Keine Erinnerung	Indifferent
4	„Ich war eine farbige geometrische Gliederpuppe, die sich im leeren Raum bewegte."	Rot, orange	Geradlinige Fortbewegung	Angenehm
5	„Ich schwebte mit großer Geschwindigkeit durchs Weltall; dabei traf ich auf Marsmenschen, die mich weitergeleitet haben."	Rot, rosa	Geradlinige Fortbewegung	Angenehm
6	„Ich schwebte im unbegrenzten, farbigen Raum. Ich fragte mich selbst: Bin ich dazu verdammt, hier zu bleiben?"	Rot, gelb	Schwebende Bewegungen	Angenehm
7	„Ich drehte mich auf einer Kreistangente im unendlichen Raum. Ich versuchte höher zu kommen; ein Mann half mir."	Rot, orange	Rotationsbewegung	Angenehm
8	„Ich sah viele weiße, schloßähnliche Krankenhäuser an mir vorüberziehen; auch Ärzte und Schwestern zogen vorbei."	Weiß, blau	Rotationsbewegung	Indifferent
9	„Ich bewegte mich in einer sand- oder plastikartigen Masse. Die Bahn konnte ich nicht selber bestimmen."	Rot, grün	Keine genauere Erinnerung	Indifferent
10	„Ich sah Fadenmännchen, die sich drehten; ich drehte mich mit ihnen."	Rot, grün	Rotationsbewegung	Angenehm
11	„Ich war in einem großen, weißen Saal mit vielen Menschen; ich fühlte mich wie völlig in Schaumgummi eingehüllt."	Weiß, grau	Keine Erinnerung	Indifferent
12	„Ich sehe lauter geometrische Figuren; ich drehe mich mit ihnen."	Blau, grün	Rotationsbewegung	Unangenehm

Tabelle 3

Ver-suchs-person Nr.	Traumhafte Erlebnisse	Farb-ein-drücke	Traum war angenehm, unangenehm, indifferent	Besonder-heiten
1	„Ich sah Marsmenschen und fuhr auf der Achterbahn."	Weiß, grau	Unangenehm	Körperschema-störungen
2	„Ich hatte Angst vor dem Nichts, alles war eckig."		Unangenehm	Körperschema- und Sprach-störungen
3	„Ich sah kantige Köpfe, ich war James Bond."	Blau	Indifferent	Körperschema-störungen, Dys- und Parästhesien
4	„Ich glaubte fliegen zu können und war festgebunden."	Keine	Unangenehm	Körperschema-störungen, Parästhesien
5	„Ich sah ein Badezimmer und schwebte über einer Wendeltreppe auf und ab."	Weiß, rosa	Indifferent	Körperschema-störungen, Dys- und Parästhesien
6	„Ich fühlte mich in einer anderen Welt."	Rot	Indifferent	Keine
7	„Ich sah alle Varianten von rot, ich drehte mich in den Farben."	Rot, blau	Indifferent	Körperschema-störungen, Dysästhesien
8	„Ich war in ein Hörspiel verwickelt", „ich habe wie ein Kind die Welt ent-deckt."	Rosa, rot, blau, orange	Angenehm	Dys- und Parästhesien
9	„Ich spielte Fußball", „es war alles neu-tral, endlos, zeitlos."	Keine	Indifferent	Körperschema-störungen, Dysästhesien
10	„Ich sah runde Dinge, die sich ineinan-derschoben."	Weiß, blau	Angenehm	Keine
11	„Ich war in einem Röhrensystem und wurde bedroht", „ich sah Menschen in anderen Dimensionen."	Braun orange	Unangenehm	Parästhesien
12	„Ich flog zwischen Hochhäusern, und durch Fenster."	Weiß, hellbalu	Indifferent	Körperschema-störungen, Parästhesien

(Bei diesen Versuchspersonen handelt es sich um spontane Äußerungen während der EEG-Ableitung)

Erstaunlicherweise wird die Traumqualität bei Ketamin-Mononarkosen nur in etwa 20% als unangenehm erlebt, ungefähr 45% empfinden sie als indifferent, und ein Drittel der Patienten empfinden die Träume als angenehm (s. Literaturrecherche, S. 39).

Die kardiovaskulären Wirkungen von Ketamin

Die kardialen Wirkungen

Ketamin führt zu einer Stimulation der Sympathikusaktivität, wahrscheinlich primär über eine zentrale Stimulation des sympathischen Nervensystems. Diese führt zu teilweise extremen Anstiegen des „rate-pressure-products", bis über 100%, was mit einem Anstieg des myokardialen Sauerstoffverbrauchs und einer Gefährdung von Patienten mit kororaner Herzkrankheit und Hypertonikern einhergehen. Die Verhältnisse im Koronarkreislauf werden weiter unten dargestellt.

Anstiege von Blutdruck- und Herzfrequenz können jedoch nicht nur negativ, sondern durchaus auch positiv interpretiert werden. Wohl deshalb waren es weniger diese Ketaminwirkungen, die besonderen Anlaß zur Kritik gegeben haben, sondern Berichte über kardiodepressive Eigenschaften von Ketamin am denervierten Herzen, Befunde, die klinisch sicher von weitaus geringerer Relevanz sind, als die bei Ketamin-Mononarkosen fast obligat anzutreffenden Anstiege des „rate-pressure-products" [92, 107].

Die Wirkungen auf den Herzrhythmus

Herzrhythmusstörungen waren nie ein dominantes Thema in der Diskussion um Ketamin. Die Literaturangaben, wie sie z.B. bei Withe et al. [114] zusammengefaßt sind, variieren zwischen arrhythmogenen und antiarrhythmischen Eigenschaften des Ketamins.

Die Wirkungen auf den peripheren, pulmonalen und koronaren Gefäßwiderstand

Die Kreislaufnebenwirkungen von Ketamin sind nicht auf das ZNS und das Herz beschränkt. Ketamin soll sowohl erregende, als auch dämpfende Wirkungen auf das periphere sympathische Nervensystem haben. Insgesamt lassen die Ergebnisse in der Literatur darauf schließen, daß eine Aktivierung des sympathischen Nervensystems zu einer Vasokonstrikion, andererseits eine direkt erschlaffende Wirkung von Ketamin auf die glatte Muskulatur zu einer Vasodilatation führt. Das Resultat ist ein unveränderter, peripherer Widerstand. Es kann wohl angenommen werden, daß die Wirkungen von Ketamin auf das periphere Nervensystem auch abhängig sind vom Ausgangsniveau der Sympathikusaktivität (s. auch den Beitr. von Schulte-Steinberg u. Reimann, S. 1 ff.).

Insbesondere sind die genannten Wirkmechanismen für die Koronardurchblutung und die Sauerstoffversorgung des Myokards von Bedeutung. So gibt es Hinweise aus Tierversuchen dafür, daß der durch Ketaminwirkungen gesteigerte myokardiale Sauerstoffverbrauch durch eine gesteigerte myokardiale Durchblutung gedeckt wird (Nettoeffekt: unveränderte myokardiale Sauerstoffextraktionsrate) [92].

Ketamin steigert den pulmonalarteriellen Druck und damit auch die rechtsventrikuläre Schlagarbeit. Dieser Anstieg wird durch Vorgabe von Flunitrazepam fast vollständig verhindert. [105]. Außerdem nimmt der intrapulmonale Shunt zu.

Ketamin beim septischen bzw. hämorrhagischen Schock

Bereits auf der Grundlage der bislang erarbeiteten Kreislaufwirkung von Ketamin ist zu vermuten, daß diese Substanz bei Schockzuständen besonders gut eingesetzt werden kann. Dies wurde sowohl für den hämorrhagischen, als auch den spetischen Schock nachgewiesen: systolischer und diastolischer Blutdruck stiegen nach Gabe von Ketamin an [117].

Unerwartetes Kreislaufverhalten nach Ketamin bei gleichzeitiger Verwendung anderer Anästhetika

Nach Ketamin kann es auch zum Blutdruckabfall durch die negativ inotrope und muskelerschlaffende Wirkung am Gefäß kommen, wenn durch andere Pharmaka der stimulierende Einfluß des sympathischen Nervensystems blokkiert ist. Relevant sind diese Mechanismen bei Intensivpatienten mit umfangreicher Medikation sowie bei Halothan- und Enfluran-Anästhesie [114]. Keine Daten liegen bislang für die Kombination mit Isofluran vor.

Die Reflexe unter Ketamin

Nach der Applikation von Ketamin bleiben Pharynx- und Larynxreflexe erhalten. Husten, Schlucken, Niesen und Würgen bleiben möglich.

Diese Eigenschaften unterscheiden sich von den Eigenschaften nahezu aller anderen Anästhetika, weshalb die Erhaltung vitaler Reflexe eine der wesentlichsten Vorteile der Ketaminanästhesie gegenüber den anderen Anästhesieverfahren der Allgemeinanästhesie bedeutet.

Die Atmung unter Ketamin

Die Blutgase

Es finden sich initial nach Ketamingabe mäßige Verschlechterungen der Blutgase, die sich jedoch bei chirurgischer Stimulation sofort normalisieren. Nur in seltensten Ausnahmefällen erreichen sie bedrohliche Werte.

Der Atemrhythmus

Es finden sich Atemryhthmusstörungen im Sinne von Steigerungen des Atemzugvolumens und Absinken der Herzfrequenz. Nicht selten folgen Serien von Atemzügen hohen Volumens mit nachfolgender Apnoe. Danach kommt es wieder zu Atemzügen, zumeist mit tiefem Atemzugsvolumina.

Gemessen mit CO_2-Antwortkurven führt Ketamin zu keiner zentralen Atemdepression.

Die Atemwege

Die Reflexe bei Ketaminmono- und Kombinationsnarkosen: Neben den erhaltenen Pharynx- und Larynxreflexen sowie der erhaltenen Fähigkeit zu Husten, Schlucken und Würgen ist im erhaltenen Muskeltonus der Zungengrund- und Rachenmuskulatur besondere Bedeutung zuzumessen. Es muß jedoch bedacht werden, daß dies für die Ketamin-Mononarkose, nicht aber in jedem Fall für die Ketamin-Kombinationsnarkose, z. B. mit Benzodiazepinen gilt. Da Benzodiazepine muskelrelaxierende Eigenschaften in unterschiedlichem Maße aufweisen, kann die Aufrechterhaltung des Muskeltonus bei Kombinationsanästhesien nicht unbedingt vorausgesetzt werden. Es muß deshalb kontinuierlich auf die Atmung geachtet werden. Bei Atemstörungen liegt die Ursache wohl im wesentlichen peripher, weshalb die Anwendung des ESMARCH-Handgriffes bei gleichzeitiger Oxygenierung die Atemstörung behebt.

Die Bronchialmuskulatur: Ketamin wirkt bronchodilatierend. Die Hauptursache hierfür ist der Anstieg des Sympathikustonus.

Andere Ursachen können in der geringen vagolytischen sowie der relaxierenden Wirkung auf die glatte Muskulatur von Ketamin gesehen werden.

Bei Anwesenheit von β-rezeptorenblockierenden Substanzen ist keine spasmolytische Wirkung mehr vorhanden.

Die Drüsensekretion unter Ketamin

Ketamin führt zur Stimulation der Speichel- und Tracheobronchialdrüsensekretion. Abhängig vom vorgesehenen Eingriff kann die Gabe von Sekretolytika angezeigt sein. Eine obligate Prophylaxe mit Anticholinergika halte ich nicht für unbedingt angezeigt, da neben den erwünschten antagonistischen Wirkungen auf die Drüsensekretion auch unerwünschte synergistische Wirkungen beispielsweise im Sinne einer Herzfrequenzsteigerung auftreten können. Interessant zu untersuchen wären die Wirkungen von Glykopyrrolat in Kombination mit Ketamin.

Die Wirkungen von Ketamin auf andere Organ- und Funktionssysteme

Die quergestreifte Muskulatur

Aufgrund der tonussteigernden Wirkung von Ketamin auf die quergestreifte Muskulatur kann es bei Muskelerkrankungen vorteilhaft angewendet werden. Ketamin wurde auch bei der malignen Hypertonie erfolgreich eingesetzt.

Der Uterus

Im ersten Schwangerschaftsdrittel führt Ketamin zur Erhöhung des Uterustonus und seiner Kontraktilität, weshalb diese Substanz gerne zur Abortkürettage angewendet wird.

Am Geburtstermin führt Ketamin zu keiner Veränderung des Basaltonus. Bei Dosierungen von mehr als 1 mg/kg KG wird die Uteruskontraktilität jedoch verstärkt.

Bei Porphyrie

Ketamin kann bei bekannter Porphyrie angewendet werden.

Der Blutzucker

Während Halothan oder beispielsweise Thiopental zu extremen Anstiegen des Blutzuckers führt, sind die Anstiege nach Ketamin vergleichsweise außerordentlich gering.

Ein Diabetes mellitus schließt eine Ketamin-Kombinationsnarkose nicht aus.

Vermeidung der drei wesentlichsten unerwünschten Nebenwirkungen von Ketamin

Es wurden drei wesentliche Nebenwirkungen von Ketamin erkannt, die z.T. bei bestimmten Patientengruppen (Kreislaufverhalten), z.T. jedoch obligat verhindert werden sollten.

Es wurden Versuche unterschiedlichster Art vorgenommen, die psychotomimetischen sowie die Kreislaufreaktionen nach Ketamin zu dämpfen oder gar zu eliminieren. Glücklicherweise führten diese Untersuchungen nicht zu polypragmatischen Konzepten. Es zeigte sich, daß vor allem Benzodiazepine in der Lage sind, sowohl die psychotomimetischen als auch die kardiozirkulatorischen Nebenwirkungen von Ketamin fast vollständig zu eliminieren.

Literaturrecherche „Psychotomimetische Nebenwirkungen": Untersuchungen zur Elimination von Ketaminnebenwirkungen durch Kombination mit anderen Pharmaka

Eine Literaturrecherche zur Häufigkeit unerwünschter Nebenwirkungen von Ketamin-Mono- und Kombinationsnarkosen, insbesondere hinsichtlich der psychotomimetischen Nebenwirkungen, ergab ein recht häufiges Auftreten bei der Verwendung von Mononarkosen. Im wesentlichen aufgrund der psychotomimetischen und der kardiozirkulatorischen Nebenwirkungen wurde Ketamin mit den verschiedensten Pharmaka kombiniert. Hierzu gehören:

Diazepam, Droperidol, Fentanyl, Flunitrazepam, Halothan, Lidocain, Lorazepam, Methadon, Methexizine, Midazolam, Morphium, N_2O/O_2, Pentobarbital, Pethidin, Physostigmin, Promethazin, Propanidid, Thiopental u. a.

Die Aufarbeitung der Literatur gestaltete sich von daher außerordentlich schwierig, als die Untersuchungen nur schwer zu vergleichen waren. Eine gewisse Erleichterung ergab sich durch die Einteilung in verschiedene Gruppen, die durch die Art der Narkose unterschieden werden konnten.

Gruppeneinteilung:

- Ketamin-Mononarkosen,
- Ketamin-Mononarkosen nach Prämedikation mit einem Anticholinergikum,
- Ketamin-Mononarkosen nach Prämedikation mit einem Opiat und/oder Neuroleptikum,
- Ketamin-Mononarkosen nach Prämedikation mit einem Benzodiazepin,
- Benzodiazepin-supplementierte Ketaminnarkosen ohne Prämedikation,
- mit anderen Substanzen (Thiopental, Fentanyl, Droperidol) supplementierte Ketaminnarkosen ohne Prämedikation,
- mit anderen Substanzen (Droperidol, Thiopental) supplementierte Ketaminnarkosen mit Prämedikation und
- mit Benzodiazepinen supplementierte Ketaminnarkosen mit Prämedikation.

Da in Tabellen und Abbildungen Abkürzungen verwendet werden, sind in Tabelle 4 die Narkosearten und die dazugehörigen Abkürzungen und Literaturangaben dargestellt.

Die Literaturrecherche konzentrierte sich auf die Nebenwirkungen:

- Schwindel, Übelkeit und Erbrechen,
- Konvergenzstörungen und Nystagmus,
- Salivation,
- motorische Unruhe,
- Desorientiertheit,
- Träume (angenehm, indifferent und unangenehm)
- Pseudohalluzinationen.

Die Gruppe Ket. OKB wird weiter unten besprochen.

Tabelle 4. Literaturübersicht zur Häufigkeit unerwünschter Nebenwirkungen in Abhängigkeit von der Narkosetechnik

	Abkürzungen	Literatur
Ket. M	Ketamin-Mononarkose	[1, 2, 7, 17, 33, 35, 45, 53, 55, 70, 82, 87, 112, 116]
Ket. M. u. Pr. Antich.	Ketamin-Mononarkose und Prämedikation mit einem Anticholinergikum	[6, 11, 17, 24, 49, 52, 80]
Ket. M. u. Pr. Op. u. o. N.	Ketamin-Mononarkose und Prämedikation mit einem Opiat und/oder Neuroleptikum	[9, 34, 38, 59, 69, 78, 103, 109, 115]
Ket. M. u. Pr. Benzo.	Ketamin-Mononarkose und Prämedikation mit einem Benzodiazepin	[3, 26, 27, 47, 68, 72, 74, 75, 85, 96, 100]
Ket. OMB	Benzodiazepin-supplementierte Ketaminnarkose ohne Prämedikation	[12, 13, 30, 41, 48, 55, 57, 58, 73, 76, 113, 114, 115, 118, 119]
Ket. OKB	Mit anderen Substanzen (Thiopental/Fentanyl/DHB) supplementierte Ketaminnarkose ohne Prämedikation	[20, 54, 93, 95]
Ket. MOB	Mit anderen Substanzen (DHB, Thiopental) supplementierte Ketaminnarkose mit Prämedikation	[8, 10, 28, 34, 61, 67, 88, 102]
Ket. MMB	Mit Benzodiazepinen supplementierte Ketaminnarkose mit Prämedikation	[5, 14, 16, 19, 21, 23, 25, 29, 36, 37, 43, 44, 50, 51, 66, 71, 77, 81, 90, 91, 94, 97, 105, 106, 108]

Schwindel (Abb. 1)

Bei überwiegender Ketamin-Mononarkose wird die Häufigkeit um 50% angegeben. Wird prämediziert mit einem Opiat und/oder Neuroleptikum, so variiert die prozentuale Angabe zwischen 1 und 67%. Die Kombination von Ketamin mit einem Benzodiazepin reduziert diese Häufigkeiten erheblich auf 5% und in weiteren Untersuchungen mit weiteren Kombinationen spielt die Nebenwirkung Schwindel nahezu keine Rolle mehr bzw. wird nicht mehr erwähnt.

Anästhesie	Ket. M	Ket. M. u. Pr. Antich.	Ket. M. u. Pr. Op. u. o. N.	Ket. M. u. Pr. Benzo.	Ket. OMB	Ket. MOB	Ket. MMB
Gesamtstudien	13	7	9	9	15	7	27
Studien mit Zahlenangaben	1	1	5	1	0	0	1

Prozent: 100 90 80 70 60 50 40 30 20 10 0

61   41   67   1   5   2

Abb. 1. Quantitative Literaturanalyse. Nebenwirkung: Schwindel

Übelkeit/Erbrechen (Abb. 2)

Diese Nebenwirkung wird bei der Mononarkose zwischen 0 und 42% angegeben, nach Prämedikation mit einem Anticholinergikum gar zwischen 17 und 75%. Die Prämedikation mit einem Opiat und/oder Neuroleptikum reduziert diese Häufigkeit auf 0–14%, die Prämedikation mit einem Benzodiazepin auf 0–25%. Übelkeit und Erbrechen gemeinsam werden mit einer Ketaminnarkose ohne Prämedikation mit Benzodiazepinadjuvans immerhin wieder mit 18–53% angegeben, andere Kombinationen, vor allem auch mit Prämedikation, reduzieren die Häufigkeit von Übelkeit und Erbrechen auf unter 30%.

Konvergenzstörungen/Nystagmus (Abb. 3)

Konvergenzstörungen werden unabhängig vom Adjuvans in einer Häufigkeit von 1–18% angegeben.

Bei Verwendung der Ketamin-Mononarkose wiesen 15% der Patienten einen Nystagmus auf, bei Verwendung der Kombinationsnarkosen wird dieser kaum noch beobachtet bzw. beschrieben.

Anästhesie	Ket. M	Ket. M. u. Pr. Antich.	Ket. M. u. Pr. Op. u. o. N.	Ket. M. u. Pr. Benzo.	Ket. OMB	Ket. MOB	Ket. MMB
Gesamtstudien	13	7	9	9	15	7	27
Studien mit Zahlenangaben	3	5	6	3	3	5	6

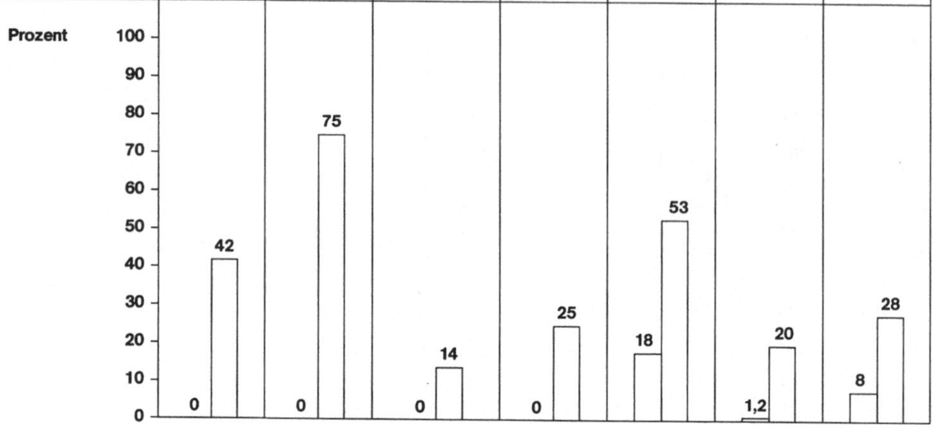

Abb. 2. Quantitative Literaturanalyse. Nebenwirkung: Übelkeit/Erbrechen

Anästhesie	Ket. M	Ket. M. u. Pr. Antich.	Ket. M. u. Pr. Op. u. o. N.	Ket. M. u. Pr. Benzo.	Ket. OMB	Ket. MOB	Ket. MMB
Gesamtstudien	13	7	9	9	15	7	27
Studien mit Zahlenangaben	0 + 1	1 + 1	3 + 1	0 + 0	0 + 0	1 + 1	1 + 0

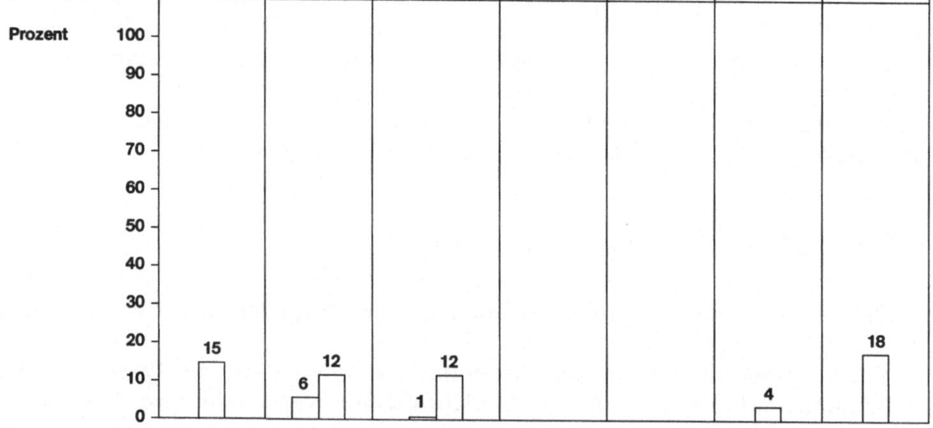

Abb. 3. Quantitative Literaturanalyse. Nebenwirkung: Konvergenzstörung/Nystagmus

Salivation (Abb. 4)

Eine Hypersalivation wurde bei Verwendung von Ketamin-Mononarkosen fast regelmäßig angegeben. Quantitative Angaben bei größeren Kollektiven existieren fast nicht. Bei Verwendung der Kombinationsnarkosen variieren die Angaben zwischen 0 und 90%. Die Tatsache, daß Ketamin fast obligat zur Salivation führt, weitgehend unabhängig vom Adjuvans, es sei denn, es sei ein Anticholinergikum, sollte in jedem Einzelfall dazu führen, die Indikation für antisialog wirkende Substanzen zu bedenken.

Motorische Unruhe (Abb. 5)

Eine motorische Unruhe wurde unabhängig von der Art der Ketaminnarkose in 0–20% festgestellt. Immer dann, wenn eine motorische Unruhe des Patienten den Operateur oder den operativen Eingriff gefährdet, muß eine Relaxation oder aber, abhängig von der Dauer der Operation, auch der Übergang auf ein anderes Anästhesieverfahren bedacht werden.

Anästhesie	Ket. M	Ket. M. u. Pr. Antich.	Ket. M. u. Pr. Op. u. o. N.	Ket. M. u. Pr. Benzo.	Ket. OMB	Ket. MOB	Ket. MMB
Gesamtstudien	13	7	9	9	15	7	27
Studien mit Zahlenangaben	0	3	2	1	0	1	1

Abb. 4. Quantitative Literaturanalyse. Nebenwirkung: Salivation

44   W. Tolksdorf

Anästhesie	Ket. M	Ket. M. u. Pr. Antich.	Ket. M. u. Pr. Op. u. o. N.	Ket. M. u. Pr. Benzo.	Ket. OMB	Ket. MOB	Ket. MMB
Gesamtstudien	13	7	9	9	15	7	27
Studien mit Zahlenangaben	2	3	1	2	2	1	2

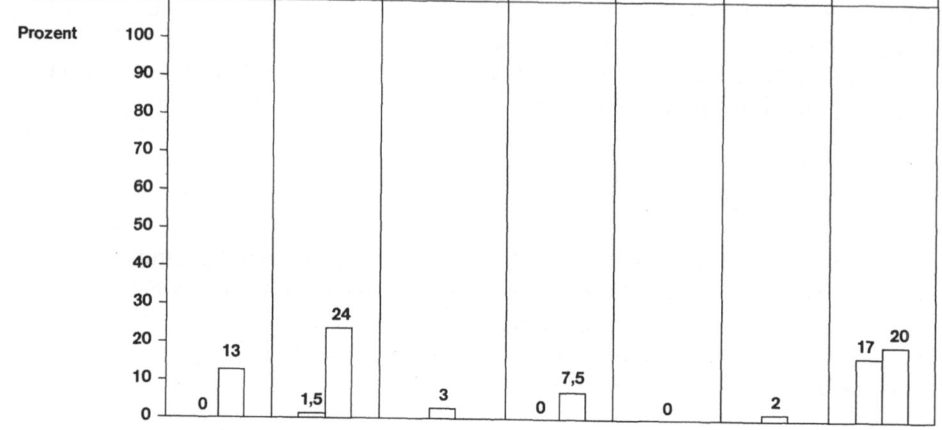

Abb. 5. Quantitative Literaturanalyse. Nebenwirkung: Motorische Unruhe

Desorientiertheit (Abb. 6)

Bei Verwendung von Ketamin-Mononarkosen waren 8–88% der Patienten desorientiert. Diese Häufigkeit ließ sich auf 0–10% bei Ketamin-Mononarkosen nach Prämedikation mit einem Benzodiazepin senken, bei Verwendung der heute üblicherweise verwendeten Kombinationsnarkosen bestehend aus Benzodiazepin und Ketamin nach Benzodiazepin-Prämedikation beträgt die Häufigkeit zwischen 5 und 52%.

Angenehme Traumerlebnisse (Abb. 7)

Bei Ketamin-Mononarkosen betrug die Inzidenz angenehmer Träume 33%. Bei Berücksichtigung der Anzahl der Untersuchungen und der Bedeutung, die die Untersucher dieser Nebenwirkung beimaßen, läßt sich feststellen, daß diese Inzidenz nicht wesentlich gesenkt werden konnte. Zwar gaben einige Untersucher bei Verwendung von Kombinationsnarkosen an, keine Träume (angenehme Träume) festgestellt zu haben, jedoch muß man realistisch annehmen, daß bei exakter Nachbefragung wohl doch eine Inzidenz von bis zu etwa 30% angenommen werden kann.

Anästhesie	Ket. M	Ket. M. u. Pr. Antich.	Ket. M. u. Pr. Op. u. o. N.	Ket. M. u. Pr. Benzo.	Ket. OMB	Ket. MOB	Ket. MMB
Gesamtstudien	13	7	9	9	15	7	27
Studien mit Zahlenangaben	4	2	5	3			

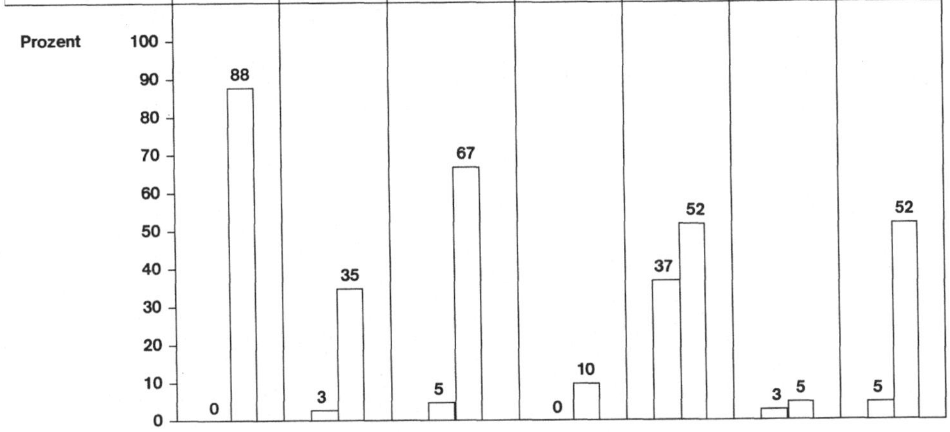

Abb. 6. Quantitative Literaturanalyse. Nebenwirkung: Desorientiertheit

Anästhesie	Ket. M	Ket. M. u. Pr. Antich.	Ket. M. u. Pr. Op. u. o. N.	Ket. M. u. Pr. Benzo.	Ket. OMB	Ket. MOB	Ket. MMB
Gesamtstudien	13	7	9	9	15	7	27
Studien mit Zahlenangaben	1	2	4	4	4	1	9

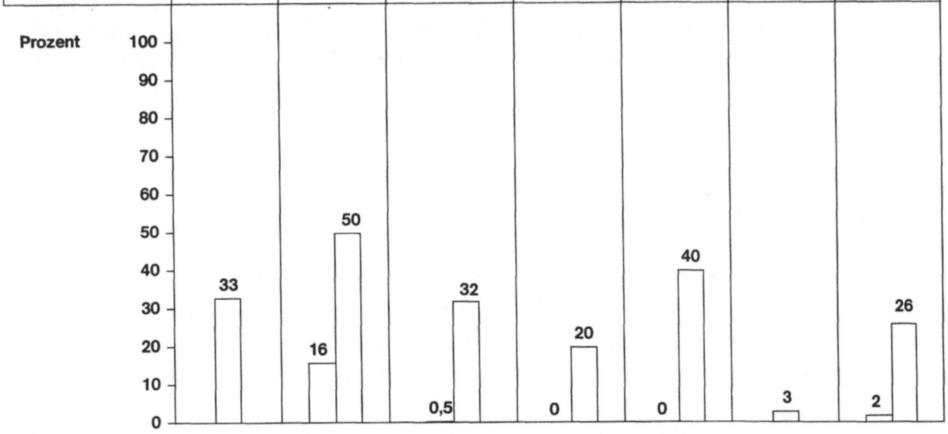

Abb. 7. Quantitative Literaturanalyse. Nebenwirkung: Angenehme Träume

Anästhesie	Ket. M	Ket. M. u. Pr. Antich.	Ket. M. u. Pr. Op. u. o. N.	Ket. M. u. Pr. Benzo.	Ket. OMB	Ket. MOB	Ket. MMB
Gesamtstudien	13	7	9	9	15	7	27
Studien mit Zahlenangaben	2	3	5	1	2	1	14

Abb. 8. Quantitative Literaturanalyse. Nebenwirkung: Indifferente Träume

Indifferente Träumerlebnisse (Abb. 8)

Die Häufigkeit indifferenter Traumerlebnisse betrug bei der Ketamin-Mononarkose ungefähr 20–23%. Bei Verwendung von Kombinationsnarkosen änderten sich diese Prozentangaben nur recht unwesentlich. Allerdings werden bei Verwendung von Ketamin-Mononarkosen bei Prämedikation mit Benzodiazepinen sowie bei Ketaminnarkosen ohne Prämedikation mit Benzodiazepin-Supplementierung und bei Prämedikation mit Benzodiazepin und Ketamin-Kombinationsnarkosen mit Benzodiazepinen auch Inzidenzen von 0% angegeben.

Unangenehme Traumerlebnisse (Abb. 9)

Bei Verwendung von Ketamin-Mononarkosen betrug die Häufigkeit unangenehmer Träume um 44%. Sie konnte durch die Prämedikation mit Anticholinergika auf 8–37% verringert werden. Auch andere Kombinationen führten zu einer Verringerung der Inzidenz unangenehmer Träume. Dies galt vor allem für die Kombinationen mit Barbituraten. Die Häufigkeit unangenehmer Träume bei Verwendung von Ketamin-Benzodiazepin-Anästhesien mit oder ohne Prämedikation mit Benzodiazepin beträgt zwischen 0–20%. Hierbei muß bedacht werden, daß in diesen Untersuchungen auch Diazepam-Kombinationen aufgeführt sind. Die Ketamin-Nebenwirkungen werden aber durch Diazepam weniger unterdrückt als durch Flunitrazepam oder Midazolam.

Anästhesie	Ket. M	Ket. M. u. Pr. Antich.	Ket. M. u. Pr. Op. u. o. N.	Ket. M. u. Pr. Benzo.	Ket. OMB	Ket. MOB	Ket. MMB
Gesamtstudien	13	7	9	9	15	7	27
Studien mit Zahlenangaben	2	2	5	4	4	2	13

Abb. 9. Quantitative Literaturanalyse. Nebenwirkung: Unangenehme Träume/Alpträume

Die Literatur wurde besonders hinsichtlich der häufig kritisierten Nebenwirkung „Unangenehme Träume/Alpträume" weiter analysiert, vor allem hinsichtlich der Adjuvanzien Thiopental, Droperidol und Fentanyl. Es zeigte sich, daß die Inzidenz dieser Nebenwirkungen nach Thiopental 7% betrug, nach Droperiol 23% und nach Fentanyl 35%. Im Vergleich zur Ketamin-Benzodiazepin-Narkose waren nach diesen Adjuvanzien die unangenehmen Träume und Alpträume häufiger. Bei 2293 Ketamin-Benzodiazepin-Narkosen kam es in 5,1% der Fälle zu dieser Nebenwirkung.

Pseudohalluzinationen (Abb. 10)

Die Häufigkeit dieser Ereignisse wird zwischen 2 und 14% angegeben. Insgesamt spielt diese Nebenwirkung wohl eine untergeordnete Rolle.

Die Akzeptanz der Ketamin-Kombinationsnarkosen

Angaben zur Patientenakzeptanz der Narkosearten sind relativ selten. Dundee u. Libburn [26] gaben eine Akzeptanz von 100% bei Prämedikation mit Lorazepam und von 67% ohne Prämedikation an. Sadove et al. [85] ermittelten eine Akzeptanz bei Kombination von Pentobarbital und Ketamin von 47%, von Droperidol und Ketamin von 80%.

Anästhesie	Ket. M	Ket. M. u. Pr. Antich.	Ket. M. u. Pr. Op. u. o. N.	Ket. M. u. Pr. Benzo.	Ket. OMB	Ket. MOB	Ket. MMB
Gesamtstudien	13	7	9	9	15	7	27
Studien mit Zahlenangaben	2	5	3	4	2	1	12

Abb. 10. Quantitative Literaturanalyse. Nebenwirkung: Pseudohalluzinationen

Vergleichende Untersuchungen zur Narkoseakzeptanz: Eine vergleichende Untersuchung zu Neuroleptanalgesie ergab bei Klausen et al. [47] eine Akzeptanz von 85% für die Ketaminnarkose bei oraler Gabe von Diazepam, im Vergleich zu 70% bei der Neuroleptanalgesie.

Podlesch u. Dähn [77] ermittelten eine Akzeptanz der Ketamin-Midazolam-Kombinationsnarkose von 87%.

Knox et al. [52] fanden eine Akzeptanz der Ketamin-Anästhesie in Kombination mit Lachgas von lediglich 18–48%. Klose et al. [48] ermittelten eine Akzeptanz für die Flunitrazepam-Ketamin-Anästhesie von 91%, Dick u. Knoche [23] für die Midazolam- bzw. Flunitrazepam-Ketamin-Anästhesie für kurze bzw. lange Operationen zwischen 92 und 96%.

Insgesamt wird die Kombination aus einem Benzodiazepin und Ketamin von mehr als 90% der Patienten positiv aufgenommen.

Zusammenfassung

Sowohl die klinische Erfahrung als auch die vorliegenden wissenschaftlichen Untersuchungen zeigen, daß es gelingt, die psychotomimetischen Nebenwirkungen des Ketamins durch die Kombination vor allem mit Benzodiazepinen zufriedenstellend zu reduzieren und eine gute Patientenakzeptanz zu erzielen.

Dämpfung der Wirkungen von Ketamin auf das Herz-Kreislauf-System

Droperidol

Mehrere Autoren konnten zeigen, daß die herz-kreislauf-stimulierende Wirkung von Ketamin durch Droperidol erheblich abgeschwächt werden kann. Die Anwendung von Droperidol in Kombination mit Ketamin muß jedoch vor allem im Hinblick auf die psychotomimetischen Nebenwirkungen mit Vorbehalt beurteilt werden: Immerhin berichteten 23% aller Patienten nach Anwendung dieses Anästhesieverfahrens über unangenehme Träume und Alpträume im Vergleich zu maximal 5% nach Benzodiazepin-Ketamin-Kombinationsnarkosen [4, 20, 54, 85].

Benzodiazepin-Ketamin-Kombinationen

In vielen Untersuchungen konnte gezeigt werden, daß die Kombination von Benzodiazepinen mit Ketamin die kardiovaskulären Nebenwirkungen von Ketamin mehr oder weniger ausgeprägt reduzieren. Eine zusammenfassende Beurteilung der bei Ket. OMB und Ket. MMB zitierten Arbeiten legt den Schluß nahe, daß die Herz-Kreislauf-Nebenwirkungen von Ketamin in abnehmender Reihenfolge wirksam von Midazolam, Flunitrazepam, Diazepam und Lorazepam gedämpft wird.

Neben den Auswirkungen von Ketamin auf den großen Kreislauf bewirkt diese Substanz auch erhebliche Druckanstiege im kleinen Kreislauf [105]. Die Anstiege des Pulmonalarteriendrucks betragen im Mittel das bis zu Dreifache des Ausgangswertes. Diese Anstiege können vor allem bei Patienten mit ohnehin bestehender Rechtsherzbelastung zur Dekompensation führen. Durch Vorgabe von Flunitrazepam gelingt es, diese Anstiege drastisch zu reduzieren [105].

Zuverlässigkeit der Prophylaxe

Obgleich die Herz-Kreislauf-Reaktion nach Ketamin sehr wirkungsvoll mit Benzodiazepinen in der Mehrzahl der Fälle vermieden werden kann, sind Blutdruck und Herzfrequenzanstiege nicht in jedem Fall sicher zu verhindern. Dies ist für den Herz-Kreislauf-Gesunden unproblematisch. Bei Patienten mit schlecht eingestelltem Hypertonus, mit erhöhten Pulmonalarteriendrücken sowie bei Patienten mit koronarer Herzkrankheit, sollte Ketamin auch in Verbindung mit Benzodiazepinen nur unter Vorbehalt eingesetzt werden.

Techniken der Benzodiazepin-Ketamin-Kombinationsnarkosen

Während für kurzdauernde Eingriffe die Bolustechniken bevorzugt werden, wurden für längerdauernde Operationen Infusionstechniken entwickelt [5, 22, 27, 36, 37, 40, 42, 91, 111, 112].

Grundsätzlich müssen bei der Auswahl des Benzodiazepins die Effizienz in der Vermeidung ketamintypischer Nebenwirkungen sowie die Wirkungsdauer berücksichtigt werden. Hinsichtlich der Effizienz in der Vermeidung unerwünschter Ketaminwirkungen sind Midazolam und Flunitrazepam dem Diazepam sowie dem Lorazepam überlegen. Bezüglich anderer Benzodiazepine liegen keine vergleichenden Untersuchungen vor. Hinsichtlich der Wirkungsdauer unterscheiden sich Flunitrazepam und Midazolam erheblich: eigene, bislang nicht veröffentlichte Untersuchungen zur Pharmakodynamik ergaben für Midazolam eine Wirkungsdauer von 3 ± 1 h, hingegen war 8 h nach der oralen Gabe von 2 mg Flunitrazepam der vigilanzdämpfende Effekt noch nicht abgeklungen.

Es empfiehlt sich deshalb für kürzere operative Eingriffe Midazolam anzuwenden, während für langdauernde Eingriffe Flunitrazepam angewendet werden kann.

Durchführung einer Benzodiazepin-Ketamin-Kombinationsnarkose für kurze Eingriffe:

Prämedikation: ein Benzodiazepin oral oder intramuskulär (z.B. 10–20 mg Diazepam, 0,5–2 mg Flunitrazepam, 5–7,5 mg Midazolam intramuskulär bzw. 7,5–15 mg Midazolam oral).

Narkoseeinleitung: 2,5–7,5 mg Midazolam intravenös oder 0,5–2 mg Flunitrazepam intravenös, 0,5– 3mg/kg KG Ketamin intravenös.

Ist aus Sicherheitsgründen (z.B. zu erwartende erschwerte Intubation, Notfalleingriffe usw.) die vorherige Gabe eines Benzodiazepins nicht angezeigt, so empfiehlt sich ihre Anwendung in ungefähr halber Dosis am Ende der Operation zur Vermeidung unerwünschter Aufwachreaktionen.

Unterhaltung der Anästhesie: Die Anästhesie kann durch repetitive Bolusgaben von Ketamin (0,5 mg/kg KG intravenös) oder aber durch intravenöse kontinuierliche Infusion von 10–30 µg/kg KG min aufrecht erhalten werden.

Obgleich in der Regel die Spontanatmung ausreichend ist, kann die Gabe von Sauerstoff über Maske in den Fällen sinnvoll sein, wo es durch die Benzodiazepin-Supplementierung zu einer Beeinträchtigung der Atmung beispielsweise im Sinne einer Verlegung der Atemwege durch Erschlaffung der Zungengrundmuskulatur kommt.

Selbstverständlich erfordert auch die Benzodiazepin-Ketamin-Kombinationsnarkose eine sorgfältige anästhesiologische Überwachung des Patienten.

Die Benzodiazepin-Ketamin-Kombination zur Sedierung bei Regionalanästhesien zur Streßminderung bzw. bei inkomplettem Block

In der Regel werden Benzodiazepine alleine zur Sedierung bei Regionalanästhesien angewendet. Die Supplementierung der Basissedierung mit Ketamin kann jedoch da sinnvoll sein, wo eine inkomplette Nervenblockade vorliegt, der Wechsel auf ein Verfahren der Allgemeinanästhesie jedoch nicht unbedingt gerechtfertigt erscheint. In diesen Fällen applizieren wir nach der Gabe von z.B. Midazolam (2–5 mg intravenös) oder Flunitrazepam (0,5–1 mg intravenös) Ketamin in einer Dosis von 0,2–0,75 mg/kg KG intravenös.

Bevorzugte Anwendungsgebiete der Benzodiazepin-Ketamin-Kombinationsnarkosen

Anästhesie bei Risikopatienten
- Schock,
- Dehydratation,
- Bronchospasmus,
- schwere Anämie,
- Herztamponade und konstriktive Perikarditis.

Geburtshilfe
- Zur schnellen Narkoseeinleitung,
- bei schwerer Hypovolämie,
- akuter Blutung,
- akuter Bronchospasmus.

Low-dose-Ketamin zu Analgesie bei
- Anwendung von regionalen Anästhesieverfahren
- post partum, z.B. zur manuellen Plazentalösung u.a..

Adjuvans bei lokalen und regionalen Anästhesien: Analgosedierung während der Regionalanästhesie bzw. Komplettierung einer nicht vollständigen Blockade.

Ambulante Chirurgie
- Kinderanästhesie,
- kurze diagnostische und therapeutische Maßnahmen,
- Narkoseeinleitung (intramuskulär, rektal),
- Erwachsenenanästhesie,
- kurze operative Maßnahmen,
- als Adjuvans zur Lokal- bzw. Regionalanästhesie diagnostische und therapeutische Maßnahmen

Bei Erkrankungen der Atemwege
- Asthmatiker mit akutem Bronchospasmus,
- chronisch obstruktive Lungenerkrankung mit Bronchospasmus.

Patienten mit Verbrennungen
- Debridement und Hautverpflanzungen,
- Gerbung,

- Kleiderwechsel,
- Mobilisation bei narbigen Kontrakturen.

Postoperative Analgesie
- Im Aufwachraum,
- in der Intensivstation.

Kontraindikationen für die Anwendung von Ketamin

Absolute Kontraindikationen:
- Spezielle kardiovaskuläre Erkrankungen,
- schlecht eingestellter Hypertonus,
- intrakranielle, thorakale oder abdominale Aneurysmen,
- instabile Angina pectoris bzw. abgelaufener Myokardinfarkt,
- Rechts- oder Linksherzinsuffizienz.

Erkrankungen des ZNS:
- Schädel-Hirntrauma,
- intrazerebrale Raumforderung bzw. Blutung.
  (Bei gleichzeitig vorliegendem Schock sind diese Kontraindikationen relativ: s. Diskussion, S. 97 ff.).

Relative Kontraindikationen:
- Perforierende Augenverletzung oder erhöhter Augeninnendruck,
- thyreotoxische Krise,
- otolaryngologische Eingriffe an Pharynx, Larynx oder Trachea,
- psychiatrische Erkrankungen (z. B. Schizophrenie oder schlechte Erfahrungen mit Ketaminanästhesien).

Literatur

1. Albin MS (1973) Reducing side effects in ketamine anesthesia. JAMA 226:414–415
2. Albin MS, Dresner AJ (1970) Emergence reactions associated with the administration of ketamine hydrochloride (Ketalar-Parke-Davis). In: L'anesthésie vigile et subvigile, Round table nr 7, Ketamine. Travaux du Symposium International d'Ostende, Vol I, 7, pp 179–203
3. Baer G, Rorarius M, Schavikin L, Väyrynen T (1983) Die Aufwachphase nach Ketamin-Diazepam- und Thiopental-Fentanyl-Infusionsanästhesie bei Injektorbeatmung zur Laryngomikroskopie. Anaesthesist 32:117–122
4. Balfors E, Haeggmark S, Nyhman H, Rydvall A, Reiz S (1983) Droperidol inhibits the effects of intravenous ketamine on central hemodynamics and myocardial oxygen consumption in patients with generalized atherosclerotic disease. Anesth Analg 62:193–197
5. Barclay A, Houlton PC, Downing JW (1980) Total intravenous anaesthesia: A technique using flunitrazepam, ketamine, muscle relaxants and controlled ventilation of the lung. Anaesthesia 35:287–290
6. Becsey L, Malamed S, Radnay P, Foldes FF (1972) Reduction of the psychotomimetic and circulatory side-effects of ketamin by droperidol. Anesthesiology 37:536–542
7. Benke A, Unger W (1969) Psychische und vestibuläre Effekte von Ketamine. In: Kreuscher H (Hrsg) Ketamine. Springer, Berlin Heidelberg New York (Anaesthesiologie und Wiederbelebung, Bd 40, S 167–169)

8. Bosomworth P (1971) Ketamine Symposium – comments by moderator. Anesth Analg 50:471–474

9. Bovill JG, Coppel DL, Dundee JW, Moore J (1971) Current status of ketamine anaesthesia. Lancet I:1285–1288

10. Brice D, Hetherington R, Utting J (1970) A simple study of awareness and dreaming during anaesthesia. Br J Anaesth 42:535–541

11. Büttner W, Schlosser G (1983) Sicherheitsrisiken bei der Prämedikation von Kindern mit Ketamine. In: Brückner JB (Hrsg) Kinderanaesthesie. Prämedikation-Narkoseausleitung. Springer, Berlin Heidelberg New York (Anaesthesiologie und Intensivmedizin, Bd 157, S 136–130)

12. Cartwright PD, Pingel SM (1984) Midazolam und diazepam in ketamine anaesthesia. Anaesthesia 39:439–442

13. Clarke RS (1983) New Drugs-boon or vane? Premedication and intravenous induction agents. Can Anaesth Soc J 30:169–170

14. Collier BB (1972) Ketamine and the conscious mind. Anaesthesia 27:120–133

15. Conseiller C, Benoist JM, Hamann K-F, Maillard MC, Besson JM (1972) Effects of ketamine (CI 581) on cell responses to cutaneous stimulations in laminae IV and V in the cat's dorsal horn. Eur J Pharmacol 18:346–352

16. Coppel DL, Bovill JG, Dundee JW (1973) The taming of ketamine. Anaesthesia 28:293–296

17. Corssen G, Oget S, Reed PC (1971) Computerized evaluation of psychic effects of ketamine. Anesth Analg 50:397–401

18. Corssen G, Miyasaka M, Domino EF (1968) Changing concepts in pain control during surgery: Dissoiative anesthesia with CI-581. Anesth Analg 47:746–759

19. Cousin MT, Leveque C. Managlia R, Thomas B (1986) Etude du réveil après anesthésie par la kétamine chez le grand vieillard. In: Bergmann H, Kamar H. Steinbereithner K (Hrsg) VII European Congress of Anaesthesiology (Beiträge zur Anaesthesiologie und Intensivmedizin, Bd 18, S 270)

20. Crusius HG (1971) Zur Frage der Ausschaltung unangenehmer postnarkotischer Träume und Angstzustände mit motorischer Unruhe nach dissoziativer Anaesthesie mit Ketamine. Anaesthesist 20:157–158

21. Cunningham LB, McKinney P (1983) Patient acceptance of dissoziative anesthetics. Plast Reconstr Surg 72:22–24

22. Dhadphale PR, Jackson APF, Alseri S (1970) Comparison of anesthesia with diazepam and ketamine vs. morphine in patients undergoing heart-valve replacement. Anesthesiology 51:200–203

23. Dick W, Knoche E (1982) Untersuchungen zu r Midazolam-Ketanest-Kombination für kurz- und längerdauernde Eingriffe. In: Langrehr D (Hrsg) Ketanest- und Benzodiazepin-Kombination in der Anaesthesie, Perimed, Erlangen, S 51–65

24. Doenicke A, Kugler J, Emmert M, Laub M, Kleiner H (1969) Ein Leistungsvergleich nach Ketamine und Methohexital. In: Kreuscher H (Hrsg) Ketamine. Springer, Berlin Heidelberg New York (Anaesthesiologie und Wiederbelebung, Bd 40, S 146–155)

25. Dundee JW, Bovill J, Knox JWD et al (1970) Ketamine as an induction agent in anaesthetics. Lancet I:1370–1371

26. Dundee JW, Lilburn JK (1978) Ketamine-lorazepam. Anaesthesia 33:312–314

27. El-Naggar M, Letcher J, Middleton E, Levine H (1977) Administration of ketamine or Innovar by the microdrip technic: A double blind study. Anesth Analg 56:279–282

28. Feingold A, Mac Mahon S (1975) Patient preference for ketamine: A case report of multiple anesthesias. Anesth Analg 54:35–37

29. Freuchen I, Östergaard J, Kühl JB, Mikkelsen BO (1976) Reduction of psychotomimnetic side effects of ketalar (ketamine) by rohyphol (flunitrazepam). Acta Anaesth Scand 20:97–103

30. Funtan E, Hetzel W (1986) Kombination Midazolam/Ketamin zur Einleitung und Aufrechterhaltung von Narkosen bei kurzen, schmerzhaften Eingriffen. In: Bergmann H, Kramar H, Steinbereithner K (Hrsg) VII European Congress of Anaesthesiology (Beiträge zur Anaesthesiologie und Intensivmedizin, Bd 17, S 64)

31. Garfield JM, Garfield FB, Stone JG, Hopkins D, Johns LA (1972) A comparison of psychologic responses to ketamine and thiopental-nitrous oxide-halothane anesthesia. Anesthesiology 36: S 329–338

32. Geist ET, Gross BD (1982) Reduction of ketamine – Induced emergence phenomena by preoperative promethazine. J Oral Maxillofac Surg 40:549–550

33. Ghoneim MM, Hinrichs JV, Mewaldt SP, Petersen RC (1985) Ketamine: Behavioral effects of subanesthetic doses. J Clin Psychopharmacol 5:70–76

34. Hagelin A, Lundberg D (1981) Ketamine for postoperative analgesia after upper abdominal surgery. Clin Ther 4:229–233

35. Harris JA, Biersner RJ, Edwards D, Bailey LW (1975) Attention, learning and personality during ketamine emergence: A pilot study. Anest Analg 54:169–172

36. Hatano S, Nishiwada M, Matsumura M (1978) Ketamine-diazepam anaesthesia for abdominal surgery. Anaesthesist 27:172–182

37. Hatano S, Sadove MS, Keane DM, Boggs RE, El-Naggar MA (1976) Diazepam-ketamine anaesthesia for open heart surgery. „Micro-mini" drip administration technique. Anaesthesist 25:457–463

38. Hejja P, Galloon S (1975) A consideration of ketamine dreams. Can Anaesth Soc J 22:100–105

39. Hill CR, Schultetus RR, Dharamraj CM, Banner TE, Berman LS (1983) Wakefulness during cesarean section with thiopental, ketamine or thiopental-ketamine combination. Anesthesiology 59: A 419

40. Houlton PJC, Downing JW (1978) General anaesthesia with intravenous flunitrazepam, vontinuous ketamine infusion and muscle relaxant. S Afr Med J 54:1048–1049

41. Invankovic A (1984) Controversies in the management of valvular heart disease. Iv induction: sufentanil vs. ketamine. Society of Cardiovascular Anesthesiologists. 6th Annual Meeting May 6–9, Boston, Abstracts, pp 24–25

42. Jackson APF, Dhadphale PR, Callaghan ML, Algeri S (1978) Haemodynamic studies during induction of Anaesthesia for open-heart surgery using diazepam and ketamine. Br J Anaesth 50:375–377

43. Jeretin S, Srnic S, Modhwadia D (1986) Ketamin/Flunitrazepam – eine alternative intravenöse Anaesthesie. Anaesthesist 35:616–622

44. Karasek K, Palatyński A (1986) Zur Brauchbarkeit der Anaesthesie mit Ketamin-Diazepam in der gynäkologischen Laparoskopie. Anaesthesist 35:365–368

45. Kenny GNC (1981) Alternatives to inhalation anaesthesia. Br J Anaesth 53:75S–80S

46. Kitahata LM, Taub A, Kosaka Y (1973) Lamina-specific suppression of dorsal-horn unit activity by ketamine hydrochloride. Anesthesiology 38:4–11

47. Klausen N-O, Wiberg-Jörgensen F, Chrämmer-Jörgensen B (1983) Psychomimetic reactions after low-dose ketamine infusion. Comparison with neuroleptanaesthesia. Br J Anaesth 55:297–301

48. Klose R, Hartung H-J, Mawardi W (1982) Kombinationsnarkose Rohyphol + Ketanest unter besonderer Berücksichtigung der Blutgase und des Säure-Basen-Haushaltes. In: Langrehr D (Hrsg) Ketanest- und Benzodiazepin-Kombination in der Anaesthesie. Perimed, Erlangen, S 10–19

49. Klose R, Peter K (1973) Klinische Untersuchungen über Mononarkosen mit Ketamine bei Brandverletzungen. Anaesthesist 22:121–126

50. Knell PJW (1983) Total intravenous anaesthesia by an intermittent technique. Use of methohexitone, ketamine and a muscle relaxant. Anaesthesia 38:586–587

51. Knoche E, Traub E, Dick W (1978) Möglichkeiten der medikamentösen Beeinflussung von unerwünschten Nebenwirkungen und Aufwachreaktionen nach Ketamin-Anaestesie. Anaesthesist 27:302–308

52. Knox JWD, Bovill JG, Clarke RSF, Dundee JW (1970) Clinical studies of induction agents. XXXVI: Ketamine. Br J Anaesth 42:875–885

53. Koch H, Bender SW (1971) Anaesthesiologische Probleme in der Kinderklinik. Monatsschr Kinderheilkd 119:92–95

54. Krantz ML (1974) Ketamine in obstetrics: Comparison with methoxyfluorane. Anesth Analg 53:890–893

55. Kreuscher H (1982) Fortschritte der Tranquanalgesie. In: Langrehr D (Hrsg) Ketanest- und Benzodazepin-Kombination in der Anaesthesie. Perimed, Erlangen, S 67–78

56. Kreuscher H, Fuchs S, Bornemann F (1969) Untersuchungen über die psycho-physische Leistungsfähigkeit nach Ketamine. In: Kreuscher H (Hrsg) Ketamine. Springer, Berlin Heidelberg New York (Anaesthesiologie und Wiederbelebung, Bd 40, 156–160)

57. Langrehr D, Agoston S, Sia R (1984) Ataranalgesie. A review. Acta Anaesth Belg 35:165–187

58. Langrehr D, Agoston S, Erdmann W, Newton D (1981) Pharmacodynamics and reversal of benzodiazepine-ketamine ataranalgesie. S Afr Med J 59:425–428

59. Langrehr D, Alai P, Andjelković J, Kluge I (1967) Zur Narkose mit Ketamine (CI-581) Bericht über erste Erfahrungen in 500 Fällen. Anaesthesist 16:308–318

60. Lassner J (1969) Erfahrungen mit Ketamin im Selbstversuch. In: Kreuscher H (Hrsg) Ketamine. Springer, Berlin Heidelberg New York (Anaesthesiologie und Wiederbelebung, Bd 40, S 250–252)

61. Liang HS, Liang HG (1975) Minimizing emergence phenomena: Subdissociative dosage of ketamine in balanced surgical anaesthesia. Anesth Analg 54:312–316

62. Liburn JK, Dundee JW, Moore J (1978) Ketamine infusions. Anaesthesia 33:315–321

63. Loers JF (1973) Ketamine-Dehydrobenzperidol- und Ketamine-Diazepam-Kombinationsnarkose in der Neuroradiologie. Anaesthesist 22:127–130

64. Lorhan PH, Lippmann M (1971) A clinical appraisal of the use of ketamine hydrochloride in the aged. Anesth Analg 50:448–451

65. Massopoust LC, Wolin LR, Albin MS (1972) Electrophysiologic and behavioral responses to ketamine hydrochloride in the rhesus monkey. Anesth Analg 51:329–341

66. Mattila MAK, Hynynen KH, Eronen R, Heikkinen S, Hyvönen PO, Bäckström MH(1981) Diazepam dosage and timing in ketamine combination anaesthesia.A double-blind study. Anaesthesist 30:500–503

67. Meyers Ef, Charles P (1987) Prolonged adverse reactions toketamine in children. Anesthesiology 49:39–40

68. Mirtl W, Höller G (1983) Ketamin-Diazepam-Narkose bei der Notfallgastroskopie mit Laserkoagulation. Notfallmedizin 329–336

69. Modvig KM, Nielsen SF (1977) Psychological changes in children after anaesthesia: A comparison between halothane and ketamine. Acta Anaesthesiol Scand 21:541–544

70. Moretti RJ, Hassan SZ, Goodman LI, Meltzer HY (1984)Comparison of ketamine and thiopental in healthy volunteers: effects on mental status, mood, and personality. Anesth Analg 63:1087–1096

71. Müller-Schwefe G, Milewski P (1985) Eine neue Ketamin-Benzodiazepam-Kombination. Anaesth Intensivmed 26:419–421

72. Nalda Felipe AN, Uilloria C, Izquierdo de la Torre (1976) Ketamine hydrochloride as sole anaesthesia in cardiovascular surgery. Excrpta Medica, Amsderdam, pp 38–40

73. Neuner R (1983) Experimentalnarkose mit Ketamine-Lormetazepam. Medizinische Dissertation, München

74. Obiaya MD, Dakaraju P, Binitie AO (1981) Ketamine emergence and personality. East Afr Med J 58:489–493

75. Pandit SK, Kothary SP, Kumar SM (1980) Low dose intravenous infusion technique with ketamine. Anaesthesia 35:669–675

76. Pedersen T (1981) Ketamine as continuous intravenous infusion combined with diazepam in non-abdominal surgery. A randomized double-blind study. Anaesthesist 30:111–114

77. Podlesch J, Dähn H (1986) Ataranalgetische Kombination mit Ketamin und Midazolam – eine multizentrische Studie. Fortschr Anaest 1:1–8

78. Radnay PA, Hollinger S, Santi A, Nagashima H (1976) Ketamine for pediatric cardiac anesthesia. Anaesthesist 25:259–265

79. Reder BS, Trapp LD, Troutman KC (1980) Ketamine suppression of chemically induced convulsions in the two-dayold white leghorn cockerel. Anesth Analg 59:406–409

80. Rees D, Howell M (1986) Ketamine-atracurium by continuous infusion as the sole anaesthetic for pulmonary surgery. Anesth Analg 65:860–863

81. Reinhold P, Pfisterer T (1986) Ketamin-Midazolam-Stickoxydul-Intubationsnarkosen bei Kindern. In: Bergmann H, Kramar H, Steinbereither K (Hrsg) Ketamine. VII European

Congress of Anaesthesiology (Beiträge zur Anaesthesiologie und Intensivmedizin, Bd 18, S 93)

82. Rumpf K, Dudeck J, Teuteberg H, Münchhoff W, Nolte H (1969) Traumähnliche Erlebnisse bei Kurznarkosen mit Ketamine, Thiopental und Propanidid. In: Kreuscher H (Hrsg) Ketamine. Springer, Berlin Heidelberg New York (Anaesthesiologie und Wiederbelebung, Bd 40, S 161–166)

83. Sadove MS, Hatano S, Redlin T, Thomason R, Arastounejad P, Roman U (1971) Clinical study of droperidol in the prevention of the side-effects of ketamine anesthesia: A progress report. Anesth Analg 50:526–532

84. Sadove MS, Hatano S, Zahed B, Redlin T, Arastounejad P, Roman V (1971) Clinical study of droperidol in the prevention of the side effects of ketamine anesthesia: A preliminary report. Anesth Analg 50:388–393

85. Sadove MS, Shulman M, Hatano S, Fevold N (1971) Analgetic effects of ketamine administered in subdissociative doses. Anesth Analg 50:452–457

86. Salt PJ, Barnes PK, Beswick FJ (1979) Inhibition of neuronal and extraneuronal uptake of noradrenaline by ketamine in the isolated perfused rat heart. Br J Anaesth 51:835–838

87. Sappington AA, Corssen G, Becker AT, Tavakoli M (1979) Ketamin – facilitated induced anxiety therapy and its effect upon clients' reactions to stressful situations. J Clin Psychol 35:425–429

88. Scherzer W, Fitzal S, Ilias W, Knapp E, Mutz N (1980) Vergleich der Aufwachphase bei 4 verschiedenen Narkosemethoden im Kindesalter. Anaesth Intensivther Notfallmed 15:242–246

89. Smith G, Thornburn J, Vance JP, Brown DM (1979) The effects of ketamine on the canine coronary circulation. Anaesthesia 34:555–561

90. Schneider D (1980) Kieferchirurgische Erfahrungen mit der Wirkung von Faustan (Diazepam) auf unerwünschte Aufwachreaktionen nach Ketamin-Kurznarkose. Zahn Mund Kieferheilkd 68:769–772

91. Schumacher R, Kara Gözyan S, Ben-Halim H (1982) Die Tranquanalgesie mit Ketanest-Tropfinfusion im Vergleich zu einer Standard-Anästhesiemethode. In: Langrehr D (Hrsg) Ketanest- und Benzodiazepin-Kombination in der Anaesthesie. Perimed, Erlangen, S 93–107

92. Schwartz DA, Horwitz LD (1975) Effects of ketamine on left ventricular performance. J Pharmacol Exp Ther 194:410–414

93. Sechzer PH (1984) Dreams with low-dose ketamine in obstetrical patients. Curr Ther Res Clin Exp 35:396–404

94. Sellge G (1980) Blutgasuntersuchungen und klinische Beobachtungen bei Ketamin-Diazepam-Kombinationsnarkosen unter Spontanatmung bei länger dauernden Eingriffen. Medizinische Dissertation, Hannover

95. Sheffer LA, Dean HN, Steffenson JL (1973) Recovery room analgesia: A comparative study of drug effects. Anesth Analg 52:853–859

96. Sher MH (1980) Slow dose ketamine – a new technique. Anaesth Intensive Care 8:359–361

97. Sklar GS, Zukin SR, Reilly TA (1981) Adverse reactions to ketamine anaesthesia. Anaesthesia 36:183–187

98. Sparks DL, Corssen G, Sides J, Black J, Kholeif A (1973) Ketamine induced anesthesia: Neural mechanisms in the rhesus monkey. Anesth Analg 52:288–297

99. Sparks DL, Corssen G, Aizenman B, Black J (1975) Further studies of the neural mechanisms of ketamine-induced anesthesia in the rhesus monkey. Anesth Analg 54:189–195

100. Steen SN, Lippmann M, Mok MS, Smith RL (1978) Ketamine (continuous drip low dose) in general anaesthesia. IRCS Med Sci 6:409

101. Stehle R (1983) Anaesthesiologische Versorgung in einem Feldhospital in Thailand unter besonderer Berücksichtigung von Ketamin (Ketanest). Anaesthesist 32:130–133

102. Strintzi N, Melas S, Venetsanov C, Tsirigotis C, Poulaki Z (1977) Ketamine-thiopentone combination anesthesia for minor gynecological and obstetrical procedures (a review of 2000 cases). Acta Anaesth Hell 26:59–62

103. Szappanyos G, Gemperle M, Rifat K (1971) Selective indications for ketamine anaesthesia. Proc Roy Soc Med 64:1156–1159

104. Tang AH, Schroeder LA (1973) Spinal cord depressant effects of ketamine an etoxadrol in the cat and the rat. Anesthesiology 39:37–43
105. Tarnow J, Hess W (1979) Flunitrazepam-Vorbehandlung zur Vermeidung kardiovaskulärer Nebenwirkungen von Ketamin. Anaesthesist 28:468–473
106. Tobin HA (1982) Low dose ketamine and diazepam. Use as an adjunct to local anesthesia in an office operating room. Arch Otolaryngol 108:439–440
107. Traber DL, Wilson RD, Priano LL (1970) Blockade oft the hypertensive response to ketamine. Anesth Analg 49:420–426
108. Urban EC, Mutz TD, Muntean W, Fritsch G (1980) Ketaminanaesthesie für ambulante Eingriffe bei Kindern. Monatsschr Kinderheilkd 128:177–179
109. Vaughan RW, Stephen CR (1974) Abdominal and thoracic surgery in adults with ketamine, nitrous oxide, and d-tubocurarine. Anesth Analg 53:271–280
110. Vincent JP, Corey D, Kamenka JM (1978) Interaction of phencyclidines with the muscarinic and opiate receptor in the central nervous system. Brain Res 152:176–182
111. Vontin H, Heller W, Schorer R (1976) Analgosedierung und Atraranalgesie. In: Hüglin W, G, Gemperle M (Hrsg) Bisherige Erfahrungen mit Rohypnol (Flunitrazepam) in der Anästhesiologie und Intensivtherapie. Editiones Roche, Basel, S 149–160
112. Wilson RD, Traber DL, Evans BL (1969) Correlation of psychologic and physiologic observations from children undergoing repeated ketamine anesthesia. Anesth Analg 48:995–1001
113. Whitacre MM, Ellis PP (1984) Outpatient sedation for ocular examination. Surv Ophthalmol 28:643–652
114. White PF, Way WL, Trevor AJ (1982) Ketamine – its pharmacology and therapeutic uses. Anesthesiology 56:119–136
115. White PF, Dworsky WA, Horai Y, Trevor AJ (1983) Comparison of continous infusion fenbntanyl or ketamine versus thiopental – determining the mean effective serum concentrations for outpation surgery. Anesthesiology 59:564–569
116. Wieber J, Gugler R, Hengstmann JH, Dengler HJ (1975) Pharmacokinetics of ketamine in man. Anaesthesist 24:260–263
117. Wong DHW, Jenkins LC (1975) The cardiovascular effects of ketamine in hypotensive states. Can Anaesth Soc J 22:339–348
118. Zsigmond EK, Kothary SP, Kumar SM, Kelsch RC (1980) Counteraction of cirulatory side effects of ketamine by pretreatment with diazepam. Clin Ther 3:28–32
119. Zum Felde HP (1975) Träume und Halluzinationen während und nach Ketamin-Narkosen und deren Unterdrückung durch Benzoctamin. Medizinische Dissertation, Mainz

Vergleichende Untersuchung zu Wirkungen und Nebenwirkungen von Midazolam-Ketamin-Kombinationsnarkosen und einer Thiopental-induzierten Enfluran-Lachgas-Narkose für kleinere gynäkologische Eingriffe

W. Tolksdorf, F. Reinhard, M. Hartung und S. Baumann

Einleitung – Darstellung der Problematik

Wie bereits im vorhergehenden Kapitel beschrieben wurde, sind vor allem die kardiovaskulären Nebenwirkungen und die psychotomimetischen Aufwachreaktionen Hauptursachen für die relativ seltene Verwendung von Ketamin zur Allgemeinanästhesie. Erstaunlich ist, daß es nur wenige vergleichende Untersuchungen zwischen anderen Anästhesieverfahren und Ketamin-Kombinationsnarkosen, wie sie durchgeführt werden, gibt. Bei einer kritischen Betrachtung der Literatur zeigt sich jedoch, daß es hinsichtlich des wichtigen Parameters der Akzeptanz von seiten der Patienten keine Nachteile für Ketamin-Kombinationsnarkosen gibt. In den Untersuchungen, in denen dieser Parameter ermittelt wurde, schneidet die Neuroleptanalgesie mit 70% am schlechtesten ab, die Akzeptanz der Ketamin-Kombinationsnarkose wird mit 85–93% ermittelt, und die Inhalationsnarkosen bzw. barbituratinduzierten Inhalationsnarkosen werden von 92–100% der Patienten akzeptiert. Anhand dieser Zahlen ist es notwendig, sich Klarheit darüber zu schaffen, welchen Stellenwert die Nebenwirkungen einer Ketamin-Kombinationsnarkose besitzen. Hinsichtlich der psychotomimetischen Nebenwirkungen sind es vor allem Alpträume oder schlechte Träume, die vom Patienten unangenehm empfunden werden können. Diese sollen charakteristisch für die Aufwachphase sein. Es muß jedoch auch berücksichtigt werden, daß bei Verwendung anderer Anästhesieverfahren andere wesentliche Aspekte bedeutend werden: z. B. Schmerzempfindungen, Frierreaktionen u. a. Traumerlebnisse sind nicht von vornherein negativ zu beurteilen. Dann wenn Träume angenehm empfunden werden, können sie vom Patienten durchaus als positiv erlebt und interpretiert werden. Zur Akzeptanz eines Anästhesieverfahrens trägt wesentlich die Summe der Erfahrungen bei, die bewußt erlebt werden. Blutdruck und Herzfrequenzanstiege werden vom schlafenden Patienten nicht bewußt registriert und sind deshalb für seine Beurteilung sekundär. Ganz selbstverständlich müssen die kardiovaskulären und respiratorischen Nebenwirkungen neben anderen, bei der Beurteilung eines Anästhesieverfahrens, ernsthaft berücksichtigt werden. Es ist jedoch auch notwendig, sie in einem größeren Zusammenhang zu sehen, der die Gesamtsituation des Patienten berücksichtigt. Das Ketamin-Image ist geprägt von den Berichten aus den Zeiten der Ketamin-Mononarkose. Möglicherweise hat die Euphorie über dieses scheinbar ideale Mono-Anästhetikum zunächst die Bedenken über seine Nebenwirkungen so weit zurückgedrängt, daß es schließlich nicht mehr in ausreichendem Maße möglich war, die Bedeutung der Kombination mit anderen Pharmaka, vor allem Benzodiazepinen zum Zweck der Reduktion der Nebenwirkungen plausibel zu machen.

Es erschien uns nach dem sehr umfassenden Literaturstudium, das die Grundlage des vorhergehenden Kapitels war, sinnvoll, die Wirkungen und Nebenwirkungen einer modernen Ketamin-Kombinationsnarkose, der Midazolam-Ketamin-Kombinationsnarkose, mit einer herkömmlichen thiopental-induzierten Enfluran-Lachgas-Sauerstoffnarkose zu vergleichen.

Material und Methode

Wir untersuchten 1986 in der Zeit von Juli bis Dezember 90 Patientinnen der Frauenklinik an der Medizinischen Fakultät Mannheim der Universität Heidelberg die sich kleinen gynäkologischen Eingriffen in Allgemeinanästhesie unterziehen mußten. Die Patientinnen wurden randomisiert drei Gruppen zu je 30 Patientinnen zugeteilt.

Untersuchungsablauf

Am Tag vor der Operation
Visite durch den Anästhesisten:
- Erhebung der Annamnese,
- klinische Untersuchung,
- Aufklären über Narkose und Narkoserisiko,
- Verordnung einer abendlichen (Rohypol) und/oder morgendlichen Prämedikation (Midazolam 5 mg intramuskulär).

Am Operationstag
a) Auf Station:
   - Verabreichung der verordneten Prämedikation 30–40 min vor Anästhesieeinleitung von einer Stationsschwester,
   - Transport des Patienten in den Operationstrakt.
b) Im Operationsvorbereitungsraum:
   - Messung von Blutdruck und Puls durch den Anästhesisten,
   - Anlegung einer intravenösen Verweilkanüle
   - Infusion von Ringer-Lösung.
c) Im Operationssaal:
   Anästhesieeinleitung.

Anästhesie

Gruppe 1: 5 mg/kg KG Thiopental,
Über Maske: Enfluran (2–3 Vol.-%) bis zu einer Erhaltungsdosis von etwa 1,5–2 Vol.-% und Lachgas-Sauerstoff im Verhältnis 2:1.

Gruppe 2: 5 mg Midazolam intravenös und 2–3 mg/kg KG Ketamin intravenös. Bei Bedarf Nachinjektion von 0,5–1 mg/kg KG Ketamin intravenös.

60   W. Tolksdorf et al.

Gruppe 3: 7,5 mg/kg KG Midazolam intravenös, 2 bis 3 mg/kg KG Ketamin intravenös. Bei Bedarf Nachinjektion von 0,5–1 mg/kg KG intravenös.

(Gruppe 2 und 3: Bei Bedarf Applikation von Sauerstoff über Maske und assistierte Beatmung.)

Monitoring: Kontinuierliche EKG-Ableitung, Blutdruck- und Herzfrequenzkontrolle in mindestens 5minütigen Abständen. Registrierung intraoperativer Komplikationen.

Postoperative Phase (Gruppen 1, 2 und 3):
- Überwachung der Aufwachphase,
- Registrierung des Wiedererlangens des Bewußtseins und der Stabilisierung der Atmung, der Herzfrequenz und Blutdrucks sowie des Zeitpunkts des Rückverlegens auf die Station.

Auf Station: Regelmäßige Messung von Blutdruck und Puls sowie Kontrolle des körperlichen und psychischen Befindens.

180 min nach Anästhesieende Abschluß der Untersuchung mit der Befragung nach dem postoperativen Befinden.

Dokumentation: Alle relevanten Daten, Messungen und Patientenausagen wurden registriert.

Statistik: Bei nominalen und ordinalen Variablen wurden relative und absolute Häufigkeiten ermittelt. Der jeweils kleinste und größte Wert der Messung wurde festgehalten. Eventuelle extrem abweichende Werte einer Meßreihe wurden berücksichtigt.

Bei stetigen Kriterien wurden der jeweilige arithmetische Mittelwert, der Median, die Standardabweichung und die Varianz errechnet.

Patientinnen, die zu irgendeinem Untersuchungszeitpunkt keine Werte aufwiesen, wurden nicht berücksichtigt.

Zur Überprüfung von Gruppenunterschieden wurde der H-Test von Kruskal-Wallis verwendet. Die Irrtumswahrscheinlichkeit wurde auf 5% ($p < 0,05$) festgelegt.

Ergebnisse

Die Patientengruppen waren von seiten ihrer biometrischen Daten vergleichbar (Tabelle 1).

Präoperative Angst: Die Beurteilungen der Ausprägung der präoperativen Angst erfolgte nach dem Eintreffen der Patientinnen im Operationsvorbereitungsraum. Es wurden drei Angstgrade unterschieden

Tabelle 1. Anthropometrische Daten (mediane, Minimal- und Maximalwerte, Prozente)

	Lebensalter	Körpergewicht	Risikogruppe (Lutz)		
			I	II	III
Gruppe I	19–40–84	47–64–83	48%	38%	14%
Gruppe II	20–42–84	41–63–90	42%	42%	10%
Gruppe III	19–41–84	39–63–92	40%	42%	18%

– starke präoperative Angst,
– geringe präoperative Angst,
– keine präoperative Angst.

Die Angststadien wurden vom Patienten erfragt und sind deshalb Ergebnisse von Selbstbeurteilungsmethoden.

Angst hatten die Patientinnen vor allem vor der ungewohnten Umgebung und den Apparaturen sowie vor dem geschäftigen Operationspersonal. Ebenso waren sie ängstlich aufgrund der bevorstehenden Venenpunktion, der Infusion und der Narkose.

Das Ausmaß der präoperativen Angst war in allen drei Gruppen vergleichbar, wobei ungefähr 40% aller Patientinnen starke präoperative Angst angaben, 40% geringe präoperative Angst und 20% keine Angst präoperativ ankam.

Intraoperative assistierte bzw. kontrollierte Beatmung: Die Patientinnen der Gruppe 1 wurden alle assistiert beatmet.

Sowohl in Gruppe 2 als auch in Gruppe 3 erschien es anhand klinischer Kriterien notwendig, Sauerstoff über Maske zuzuführen. Dies war nach 5 mg Midazolam bei 12 Patientinnen und nach 7,5 mg Midazolam bei 18 Patientinnen notwendig.

Operationsdauer: Die Operationsdauer betrug in allen Gruppen im Mittel 20 min, die kürzeste Operationszeit lag in allen Gruppen bei 7–9 min sowie 40–60 min für die längsten operativen Eingriffe. Die Anästhesiedauer lag im Mittel bei 30–34 min, wobei in allen 3 Gruppen die kürzeste Anästhesiedauer 15 und die längste Anästhesiedauer 57–70 min betrug.

Kreislaufparameter: In allen 3 Gruppen kam es zu Blutdruck- und Herzfrequenzanstiegen, die wohl in den Ketamingruppen auf die sympathomimetischen Nebenwirkungen der Substanz, in der Enflurangruppe hingegen eher auf die unzureichende Anästhesie bzw. Analgesie zurückzuführen ist. In Gruppe 1 und 2 kam es bei je 2 Patientinnen zu behandlungsbedürftigen Blutdruckanstiegen. In einem Fall (Enflurangruppe) wurden polytope ventrikuläre Extrasystolen registriert, die jedoch nach Gabe von 100% Sauerstoff und Einstellung der Enfluranzufuhr nicht mehr zu beobachten waren.

In keinem Fall kam es zu besorgniserregenden Blutdruckabfällen.

Aufwachzeit: Der Zeitpunkt der ersten Ansprechbarkeit der Patientinnen wurde definiert als Zeitpunkt, an dem die Patienten einfachen Befehlen nachkommen konnten: Heben des Kopfes, Nennen ihres Namens und ihrer Station. Die kürzeste Aufwachzeit wiesen die Patientinnen nach Enfluran-Anästhesien auf.

Motorik: Es konnten keine Unterschiede zwischen den Gruppen festgestellt werden. Insbesondere kam es in beiden Ketamingruppen nur bei 3 Patientinnen zu unkoordinierter, mäßig ausgeprägter Motorik und in keinem Fall zu unkoordinierter unruhiger Motorik. Die Patienten der Gruppe 3 waren motorisch völlig unauffällig. Nach Enfluran kam es bei 5 Patientinnen zu unkoordinierter geringer Motorik und bei 1 Patientin zu unkoordinierten, unruhigen, motorischen Reaktionen.

Postoperative Sedation: Die Patientinnen der Ketamingruppen waren bis 30 min postoperativ signifikant sedierter als die Patientinnen der Enflurangruppe ($p \leq 0{,}05$). Danach gab es keine Gruppenunterschiede.

Übelkeit und Erbrechen: Beide Nebenwirkungen waren selten (Gruppe 1: 1 Patientin; Gruppe 2: 5 Patientinnen; Gruppe 3: keine Patientin).

Beobachtungen nach Anästhesieende: Die Beobachtungen nach Anästhesieende sind in Tabelle 2 dargestellt. Insgesamt fällt auf, daß ketamintypische Nebenwirkungen dosisabhängig weitgehend unterdrückt werden können.

Traumerlebnisse: Die Traumerlebnisse in den drei Gruppen sind in Tabelle 3 dargestellt. Nur in einem Fall der Gruppe 2 kam es zu unangenehmen Träumen, die Inzidenz unangenehmer bzw. Alpträume konnte durch 7,5 mg Midazolam intravenös auf 0 reduziert werden.

Akzeptanz der Narkosen durch die Patientinnen (Abb. 1): Die Akzeptanz war in den Gruppen 1 und 3 identisch und überwiegend gut, in der Gruppe 2 etwas schlechter. Die Unterschiede sind nicht signifikant.

Die Ketaminnarkosen wurden auch von den durchführenden Anästhesisten besser beurteilt als die Enfluran-Maskennarkose. Die Begründung hierfür liegt in der einfacheren Handhabbarkeit und doch häufiger auftretenden Probleme bei der Maskenbeatmung.

Unangenehme Aufwacherlebnisse (Abb. 2): Unangenehme Aufwacherlebnisse wie motorische Unruhe waren in Gruppe 1 und 2 gleich häufig (20%), Schmerzen und Frierreaktionen traten ausschließlich in der Enflurangruppe (Gruppe 1) auf.

Tabelle 2. Häufigkeiten unerwünschter Nebenwirkungen

	Gruppe I		Gruppe II		Gruppe III	
Anzahl der Patienten	30	100%	30	100%	30	100%
Lebhafte Augenbewegungen	0	0%	4	13%	2	7%
Nystagmus	0	0%	9	30%	13	43%
Doppelt- u. Dreifachsehen	0	0%	18	60%	13	43%
Verschwommensehen	3	10%	2	7%	2	7%
Verstopfte Nase	0	0%	2	7%	0	0%
Hustenreiz	0	0%	1	3%	0	0%
Atemschwierigkeiten	0	0%	2	7%	2	7%
Herzdrücken	0	0%	1	3%	0	0%
Hautrötung	0	0%	2	7%	0	0%
Feuchte Hände	0	0%	1	3%	0	0%
Müdigkeit, Starkes Schlafbedürfnis	16	53%	16	53%	16	53%
Gliederschwere	0	0%	3	10%	0	0%
Benommenheit	2	7%	16	53%	20	67%
Schwindelgefühl	10	33%	16	53%	1	3%
Motorische Unruhe	6	20%	3	10%	1	3%
Zittern	2	7%	0	0%	0	0%
Fortdauernder Rededrang	0	0%	5	17%	1	3%
Perseverationen	0	0%	8	27%	1	3%
Jammern und Wimmern	1	3%	6	20%	1	3%
Übergang Lächeln/Weinen	0	0%	2	7%	0	0%
Lächeln, Kichern	0	0%	4	13%	0	0%
Motor. Redeschwierigkeiten	0	0%	3	10%	6	20%
Schnaupen, Pusten	0	0%	4	13%	0	0%
Komisches Gefühl	0	0%	8	27%	2	7%

Tabelle 3. Traumerlebnisse

	Gruppe I		Gruppe II		Gruppe III	
Anzahl der Patienten	30	100%	30	100%	30	100%
Keine Erinnerung, ob geträumt wurde	0	0%	2	6,7%	9	0%
Angenehme Träume	0	0%	9	30%	0	0%
Indifferente Träume	0	0%	2	6,7%	6	20%
Unangenehme Träume	0	0%	1	3,3%	0	0%
Keine Träume	30	100%	16	53,3%	24	0%

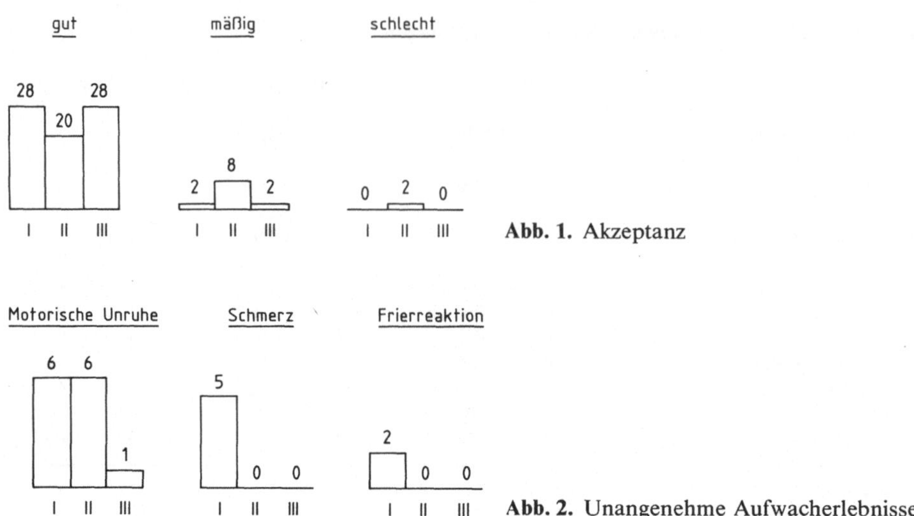

Abb. 1. Akzeptanz

Abb. 2. Unangenehme Aufwacherlebnisse

Schlußfolgerungen

Die Midazolam-Ketaminnarkose stellt eine einfach zu handhabende sichere Anästhesiemethode dar, die von Anästhesisten und Patienten gleichermaßen akzeptiert wird. Hinsichtlich der Patientenakzeptanz ist die höhere Midazolamdosis vorzuziehen. Es muß jedoch bedacht werden, daß durch die adjuvante Gabe von Midazolam dosisabhängig einige Vorteile der Ketamin-Mononarkose verlorengehen: z.B. die Aufrechterhaltung der Pharyngeal- und Larynxreflexe. Eine sorgfältige Überwachung der Patienten, insbesondere der Herzkreislauffunktion und der Atmung, ist notwendig.

Typische unerwünschte Nebenwirkungen des Ketamins wurden durch die adjuvante Midazolamgabe teilweise und z.T. sogar vollständig eliminiert. Hervorzuheben ist die Dämpfung der sympathoadrenergen Kreislaufreaktion sowie die Unterdrückung unangenehmer Träume.

Benzodiazepin-Ketamin-Kombinationsnarkosen

H. Dähn und I. Podlesch

Einleitung

Ketamin ist ein Narkosemittel mit folgenden Eigenschaften:

- große therapeutische Breite,
- fehlende Organtoxizität,
- gering negativ inotrope Wirkung,
- geringe Beeinträchtigung der Schutzreflexe,
- Fehlen eines Einflusses auf die homöostatischen Kreislaufregulationen.

Als nachteilig haben sich folgende Eigenschaften der Substanz erwiesen:

- psychotomimetische Nebenwirkungen (Traumerlebnisse oder Pseudohalluzinationen);
- kardiozirkulatorische Stimulation in Form eines Anstieges der Herzfrequenz, des Herzzeitvolumens, des Druckes im großen und kleinen Kreislauf, Zunahme der Hirndurchblutung mit Anstieg des intrakraniellen Druckes, Anstieg des intraokularen Druckes;
- Hypersalivation.

Bald nach der klinischen Einführung stellte sich heraus, daß die psychotomimetischen und kreislaufstimulierenden Nebenwirkungen durch die zusätzliche Gabe von Barbituraten, Phenothiazinen, Droperidol und vor allem durch Benzodiazepine abgeschwächt oder aufgehoben werden können.

Während Ketamin früher als Mittel der Wahl für spezielle Indikationen galt, wie die Kinderanästhesie, weil die kreislaufstimulierenden und psychotomimetischen Effekte in diesem Lebensalter geringer zu sein schienen, für Patienten mit Hypovolämie oder Schock [3, 4, 5, 22], zur Analgesie, Sedierung und Narkose bei Notfallpatienten [8, 11], bei Verbrennungen [6], Asthma bronchiale [12] und Katastrophensituationen [2, 5] haben Kombinationsnarkosen mit Ketamin in den letzten 10 Jahren allgemein Eingang in verschiedene chirurgische Disziplinen gefunden. Tabelle 1 gibt in chronologischer Reihenfolge eine Übersicht über die Anwendung von Ketaminkombinationsnarkosen von verschiedenen Autoren bei verschiedenen chirurgischen Indikationen. Diese Narkosen sind unter dem Namen Tranquanalgesie und Ataranalgesie in die Reihe der Anästhesieverfahren eingegangen.

Konkretere Daten ergab eine multizentrische Studie an 430 Patienten in 24 Kliniken, die im Detail vorgestellt werden soll (ausführlicher Bericht bei [7]).

Tabelle 1. Ketamin-Kombinationsnarkosen

Autor	Operationen	Ketamin kombiniert mit	Technik
Berlin et al. [2]	HNO, Orthopädie, Chirurgie	Diazepam	Tropf
Kreuscher [16]	Gynäkologie, Urologie, Chirurgie	Diazepam	Tropf
Corssen [5]	Katastrophen, Erdbeben, Krieg	Diazepam, Droperidol	i.v. Injektion
Dick u. Knoche [9]	Gynäkologie, HNO, Urologie, Ophthalmologie	Flunitrazepam, Midazolam, N_2O	i.v. Injektion
Klose et al. [14]	Gynäkologie	Flunitrazepam	i.v. Injektion
Kressin u. Langrehr [15]	Urologie, Traumatologie	Midazolam, Regional-anästhesie	i.v. Injektion
Kreuscher [17]	Gynäkologie	Midazolam	Tropf
Schumacher et al. [24]	Chirurgie, Gynäkologie	Flunitrazepam, N_2O	Tropf
Vontin u. Heller [26]	Chirurgie, Kiefer- u. Gesichtschirurgie	Flunitrazepam, Midazolam	?
Karasek u. Palatynski [13]	Laparoskopie	Diazepam	Tropf
Dähn u. Podlesch [7]	Allgemein-, Kiefer- u. Gesichtschirurgie HNO, Urologie, Orthopädie, Gynäkologie	Midazolam, N_2O	i.v. Injektion
Reinhold u. Pfisterer [23]	Kinderchirurgie	Midazolam, N_2O	?
Friesen u. Desmond [10]	Frühgeborenenchirurgie		i.v. Injektion
Munkel u. Maskos [19]	ESWL	Pentazocin Midazolam	i.v. Injektion
Abel u. Friedberg [1]	NMR-Untersuchung bei Kindern	Diazepam	rektal, i.v.

Multizentrische Studie über Kombinationsnarkosen mit Ketamin und Midazolam

Insgesamt wurden 430 Patienten, die der ASA-Klassifikation I und II zuzuordnen waren, Operationen in der Gynäkologie, Urologie, HNO, Allgemeinchirurgie und Kieferchirurgie unterzogen. Es erfolgte eine Aufteilung der Patienten in 2 Gruppen. In Gruppe 1 handelte es sich um Eingriffe mit einer Dauer bis zu 1 h (im Mittel 34,8 min), in Gruppe 2 wurden die Patienten mit Eingriffen über 1 h Operationsdauer zusammengefaßt (mittlere Operationsdauer 91,8 min).

Überwachung und Bestimmung der einzelnen Parameter

Blutdruck: noninvasiv
Herzfrequenz: EKG-Monitor
Blutgase: im Kapillarblut des hyperämisierten Ohrläppchens

21 zusätzlich untersuchte Patienten wurden psychometrischen Leistungstests nach Grünberger (Feinmotorik), dem HAWIE-Zahlentest und dem d_2-Test nach Brickenkamp unterzogen. Die psychometrischen Tests wurden präoperativ und postoperativ in stündlichem Abstand bis zu 4 h wiederholt, mindestens bis die Ausgangswerte erreicht waren.

Anästhesietechnik

Die Prämedikation (Tabelle 2) wurde in 88% der Fälle intramuskulär und bei 12% der Patienten intravenös appliziert. Zur Narkoseeinleitung wurden den Patienten bis zum Schwinden der Ansprechbarkeit 0,05–0,2 mg Midazolam/kg KG (im Mittel 10 mg) i. v. verabreicht. Anschließend erhielten sie 0,5–1 mg Ketamin/ kg KG i. v. Nach endotrachealer Intubation wurden die Patienten mit einem O_2/ N_2O-Gemisch unter Muskelrelaxation künstlich beatmet. Bei Bedarf erhielten sie 0,5–1,5 mg Ketamin/kg KG i. v. und/oder 2–3 mg Midazolam/kg KG zusätzlich. Die erste Ketamin-Nachinjektion wurde unmittelbar vor Operationsbeginn gegeben. Die Muskelrelaxation wurde in üblicher Weise am Operationsende antagonisiert. Die verabreichten Mengen Ketamin und Midazolam sind in Tabelle 3 zusammengefaßt.

Tabelle 2. Übersicht der verabreichten Prämedikationsmittel

	Gruppe 1 < 1 h (n = 316)		Gruppe 2 > 1 h (n = 114)
Atropin	273		102
Promethazin	117		32
Thalamonal	83		22
Pethidin	76	teils	20
Midazolam	37	Mehrfach-	16
Triflupromazin	29	nennungen	12
Piritramid	28		7
weitere	55		32

Tabelle 3. Dosierung von Midazolam und Ketamin

Einleitung	Gruppe 1 Eingriffe < 1 h		Gruppe 2 Eingriffe > 1 h	
	mg	n	mg	n
Ketamin	95,63 ± 31,08	316	99,47 ± 30,62	114
Midazolam	8,96 ± 2,90	316	10,95 ± 9,09	114
Nachinjektionen Ketamin präoperativ	68,69 ± 30,83	219	65,74 ± 30,84	96
Ketamin intraoperativ	68,21 ± 45,55	204	116,84 ± 102,82	95
Midazolam intraoperativ	5,17 ± 3,82	114	6,99 ± 4,45	71

Statistische Auswertung

Patienten ohne vollständige Daten für alle Untersuchungszeitpunkte wurden nicht in die Auswertung mit aufgenommen. Zur Beurteilung der Blutdruck- und Herzfrequenzwerte wurde die zweifaktorielle Varianzanalyse mit Meßwiederholung auf einem Faktor und A-posteriori-Vergleiche nach Newman-Keuls benutzt. Die Signifikanzgrenze wurde auf $p < 0,05$ festgelegt.

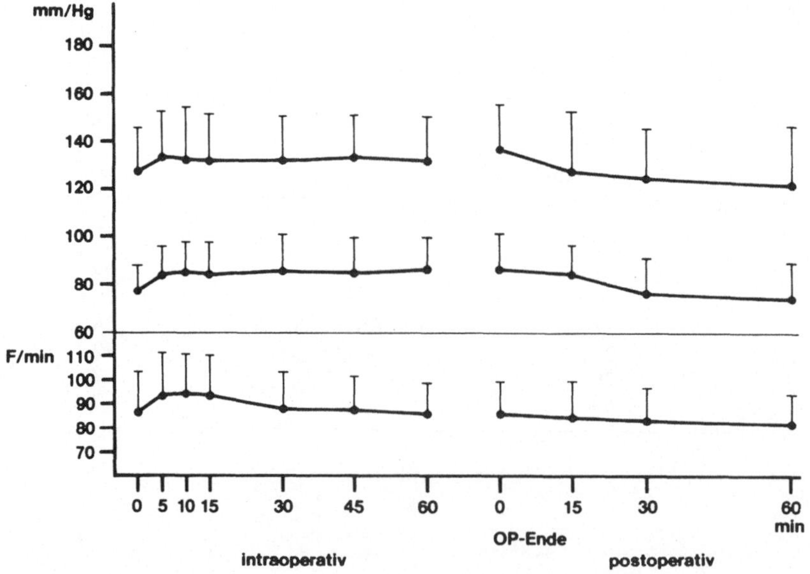

Abb. 1. Systolischer, diastolischer Blutdruck und Herzfrequenz in Gruppe 1 während und nach Narkose

Ergebnisse der multizentrischen Studie

Herz-Kreislauf-System

Die Abbildungen 1 und 2 enthalten das Verhalten des Blutdruckes und der Herzfrequenz in Gruppe 1 und 2. In beiden Gruppen fand sich eine leichte, statistisch jedoch signifikante Erhöhung des systolischen und diastolischen Blutdrucks sowie der Herzfrequenz. Blutdruck und Herzfrequenz normalisierten sich innerhalb der ersten 30 min nach Operationsende. Patienten mit hypertonen Blutdruckwerten zeigten keinen Anstieg des Blutdruckes, sondern im Mittel einen Abfall bis zu 21 mm Hg.

Blutgase und Säure-Basen-Status

Die Mittelwerte und Standardabweichungen der Blutgase und der Daten des Säure-Basen-Haushaltes können den Abbildungen 3, 4 und 5 entnommen werden. Bis auf die intranarkotischen Veränderungen, die durch Beatmung mit sauerstoff-angereicherten Gasgemischen zurückzuführen sind, fanden sich keine Veränderungen. Insbesondere postoperativ fanden sich keine Hinweise für eine arterielle Hypoxämie oder eine Hypoventilation.

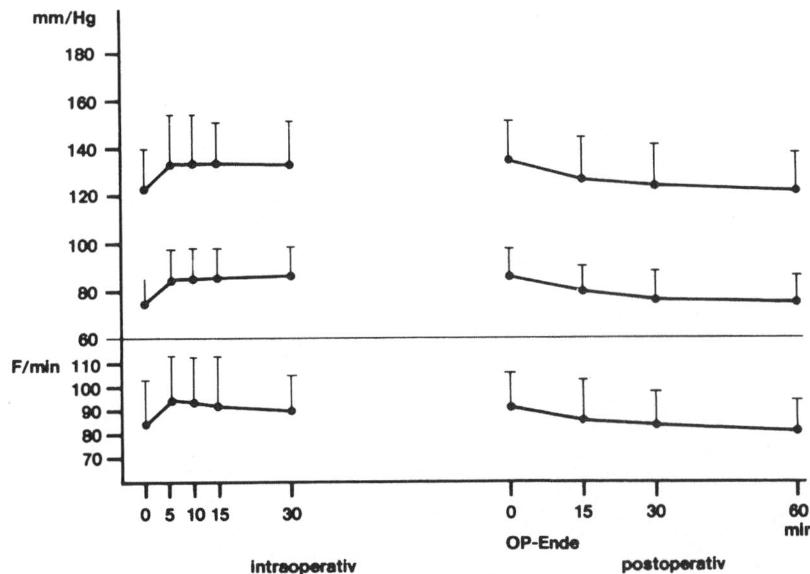

Abb. 2. Systolischer, diastolischer Blutdruck und Herzfrequenz in Gruppe 2 während und nach Narkose

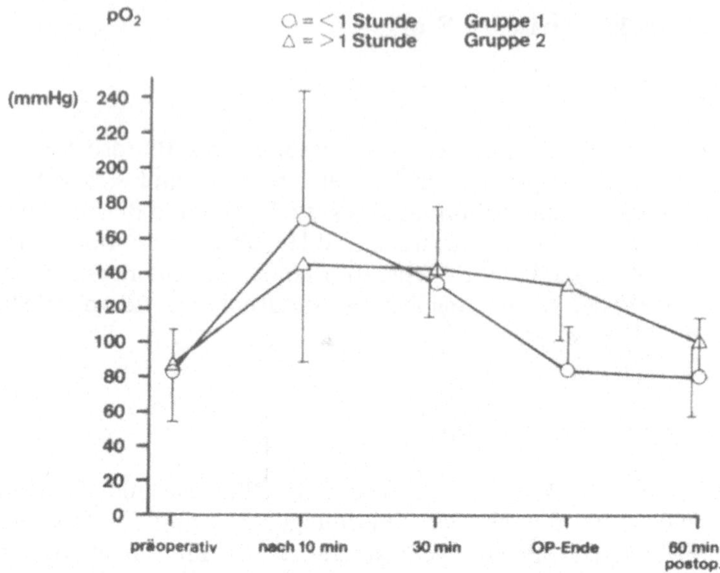

Abb. 3. Sauerstoffdruck im Kapillarblut des hyperämisierten Ohrläppchens

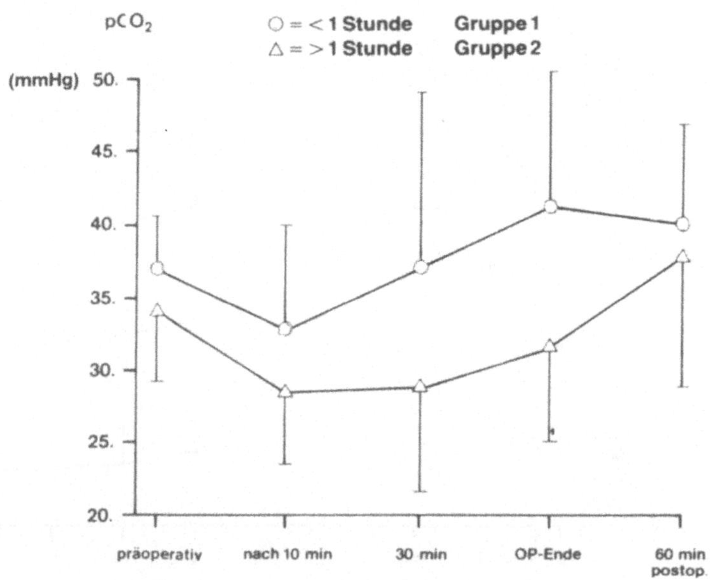

Abb. 4. pCO$_2$ im Kapillarblut des hyperämisierten Ohrläppchens

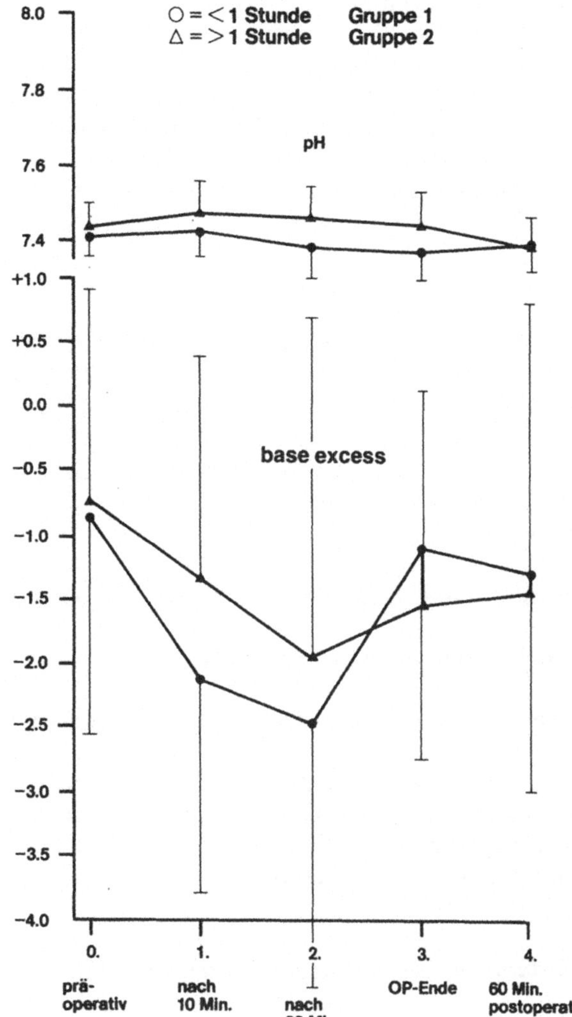

Abb. 5. pH und „base excess" im Kapillarblut des hyperämisierten Ohrläppchens

Anästhesieverlauf

Sorgfältige Registrierungen an Patienten ergaben eine mittlere Einschlafzeit von 1,6 ± 0,66 min. Zwischen Operationsende und Extubation lagen im Mittel 2,93 ± 1,57 min. Patienten mit einer Operationsdauer bis zu 1 h erreichten innerhalb von 10–20 min ihre normalen Reaktionen auf Ansprache und Schmerzen. Bei diesen Patienten normalisierten sich die psychometrischen Leistungstests innerhalb von 2–3 h. Patienten mit längerdauernden Eingriffen hatten mitunter bis zu 4 h noch keine normalen Leistungstests aufzuweisen.

Nebenwirkungen

Intraoperativ trat lediglich bei 1 Patienten ein alptraumartiges Erlebnis auf. In 4,3% der Fälle wurden von Patienten der Gruppe 1 Unruhe, Desorientiertheit oder Schwindel angegeben. Die gleichen Nebenwirkungen wurden in Gruppe 2 bei 6% der Patienten beobachtet. Die postoperative Phase verlief sonst ruhig. Übelkeit und Erbrechen wurden bei 3,5 bzw. 4% der Patienten beobachtet.

Bewertung der Narkose

Das Prädikat „gut" und „sehr gut" erhielten von seiten der Anästhesisten rund 72,5% der Patienten. Mit „mäßig" wurden 19,3% der Patienten benotet, in 8,14% wurde die Anästhesie als „nicht befriedigend" erachtet. Die Patienten beurteilten ihre Anästhesieerfahrung mit der Methode in 3,53% als unangenehm, während die übrigen Patienten ihre Narkose als angenehm (86,59%) oder mäßig angenehm (9,88%) bezeichneten.

Nachteile und Kontraindikationen der Benzodiazepin-Ketaminnarkosen

Kardiozirkulatorische Stimulation

Innerhalb der multizentrischen Studie [7] mußte wegen eines Blutdruckanstieges auf pathologische Werte bei 3,5% der 430 Patienten auf ein anderes Narkoseverfahren übergewechselt werden. Mit dieser Möglichkeit muß gerechnet werden, wenn Midazolam unterdosiert wird. Es handelte sich um Patienten, die primär nicht hyperton waren. Die Mehrzahl der Patienten wies Blutdruckanstiege innerhalb des Normbereiches auf.

Verlängerte Aufwachzeiten nach langdauernden Eingriffen

Die an 30 Patienten gesondert gemessenen Einschlaf- und Aufwachzeiten unterscheiden sich nicht von den Zeiten bei anderen Narkoseverfahren; jedoch sprechen die Untersuchungen an Patienten, die sich kieferchirurgischen Eingriffen unterzogen, und mittels EEG, evozierter Potentiale und psychometrischer Leistungstests umfassender untersucht wurden, dafür, daß Eingriffe mit einer Dauer über 1 h wegen der kumulativen Effekte von Ketamin und Midazolam eine lange Aufwachphase haben. Das muß nicht nur ein Nachteil sein, sondern kann bei Patienten, die einer postoperativen Sedierung bedürfen, als ein Vorteil der Methode angesehen werden.

Patienten mit erhöhtem Alkoholkonsum

Diese scheinen für die Benzodiazepin-Ketamin-Kombination ungeeignet zu sein, da aufgrund eigener Erfahrungen trotz hoher Dosierungen beider Substanzen bei diesen Patienten keine ausreichende Wirkung zu erzielen war.

Zusammenfassende Darstellung der Vorteile und Indikationen der Benzodiazepin-Ketamin-Kombination

- Das Verfahren gewährleistet intra- und postoperativ stabile Kreislaufverhältnisse.
- Die nach Inhalationsnarkosen regelmäßig anzutreffende postoperative Hypoxämie [20, 21] fehlt, weil Ketamin die Atmung und Atemmechanik quantitativ und qualitativ anders beeinflußt als volatile Anästhetika [18, 25].
- Die Methode gewährleistet eine nebenwirkungsarme Aufwachphase.
- Wegen der geringen Atemdepression lassen sich Benzodiazepine und Ketamin auch ohne endotracheale Intubation und künstliche Beatmung anwenden. Das macht die Methode für zahlreiche Eingriffe brauchbar, die unter beengten räumlichen Verhältnissen und/oder mit räumlicher Distanz des Anästhesisten vom Patienten durchgeführt werden müssen (Röntgenuntersuchungen, Kernspintomographie, radiotherapeutische Maßnahmen). Mit oder ohne endotracheale Intubation eignen sich nach unserer Auffassung Eingriffe bis zu 1 h Dauer in der Allgemeinchirurgie, Urologie, Gynäkologie, Kiefer- und Gesichtschirurgie, Ophthalmologie (unter Berücksichtigung der Möglichkeit des Anstiegs des Augeninnendruckes) und Orthopädie für die Benzodiazepin-Ketamin-Kombination. Indikationen ergeben sich weiterhin bei Verbrennungs- und Intensivpflegepatienten, zur Narkoseeinleitung bei Patienten in schlechtem Allgemeinzustand (Schock, Sepsis, Ileus) und Narkosen im Katastrophen- oder Kriegszustand. Es liegen auch Erfahrungen über den Einsatz der Kombination als Zusatz zur Regionalanästhesie vor. Auch bei Patienten mit Niereninsuffizienz, bei Transplantationen großer Organe, bei Patienten mit Porphyrie, AIDS, Pemphigus und Epidermolysis bullosa kann diese Methode zur Anwendung kommen.

Die Entwicklung eines Benzodiazepinantagonisten und die Anwendung einer kontinuierlichen Infusionsmethode lassen einige Änderungen unserer Aussagen im Hinblick auf die Aufwachphase und die Einschränkung der Methode auf Eingriffe bis zu 1 h Dauer erwarten.

Literatur

1. Abel M, Friedburg H (1987) Medikation und Überwachung junger pädiatrischer Patienten bei NMR (nuclear magnetic resonance)-Untersuchungen. Anaesthesist 36:137–139
2. Berlin J, Hillscher C, Fessl de Alemany E, Karduck A, Bartholome W (1977) Tranquanalgesie als Alternativ-Narkoseverfahren für den Katastrophenfall. Notfallmedizin 3:153–154

3. Bond AC, Davies CK (1974) Ketamine and pancuronium for the shocked patient. Anaesthesia 29:59–62
4. Chasapakis G, Kekis N, Sakkalis C, Kolios D (1973) Use of ketamine and pancuronium for anaesthesia for patients in hemorrhagic shock. Anesth Analg 52:282–287
5. Corssen G (1980) The use of Ketamine hydrochloride for relief of pain and suffering in disaster situations. In: Frey R, Safar P (eds) Disaster medicine. Springer, Berlin Heidelberg New York, pp 104–108
6. Corssen G, Oget S (1971) Dissociative anesthesiea for the severely burned child. Anesth Analg 50:95–102
7. Dähn H, Podlesch I (1986) Ataranalgetische Kombination mit Ketamin und Midazolam – eine multizentrische Studie. Fortschr Anaesthesiol 1:1–8
8. Dick W, Gervais H (1986) Analgesie und Anaesthesie bei Notfallpatienten. Anaesth Intensivmed 27:108
9. Dick W, Knoche E (1982) Untersuchungen zur Midazolam-Ketanest-Kombination für kurz- und längerdauernde Eingriffe. In: Langrehr D (Hrsg) Ketanest- und Benzodiazepin-Kombination in der Anästhesie. Perimed, Erlangen, S 51–66
10. Friesen RH, Desmond BH (1986) Cardiovascular changes in preterm neonates recieving isoflurane, halothane, fentanyl and ketamine. Anaesthesiology 64:238–242
11. Hirlinger WK, Pfenninger E (1987) Intravenöse Analgesie mit Ketamin bei Notfallpatienten. Anaesthesist 36:140–142
12. Jungck E (1984) Der Asthmapatient in der Anaesthesie und Intensivmedizin. Parke, Davis & Comp.
13. Karasek K, Palatynski A (1986) Zur Brauchbarkeit der Anaesthesie mit Ketamin-Diazepam in der gynäkologischen Laparoskopie. Anaesthesist 35:365–368
14. Klose R, Hartung H-J, Mawardi W (1982) Kombinationsnarkose Rohypnol und Ketanest unter besonderer Berücksichtigung der Blutgase und des Säure-Basen-Haushaltes. In: Langrehr D (Hrsg) Ketanest- und Benzodiazepin-Kombination in der Anästhesie. Perimed, Erlangen, S 10–21
15. Kressin G, Langrehr D (1982) Zur Frage der klinischen Verwendung von Benzodiazepin-Ketamin-Kombinationen: Prämedikation und Analgosedierung. In: Langrehr D (Hrsg) Ketamin- und Benzodiazepin-Kombination in der Anästhesie. Perimed, Erlangen, S 29–34
16. Kreuscher H (1977) Erfahrungen mit der Tranquanalgesie. Erlanger Anästhesie-Seminare I:46–51
17. Kreuscher H (1982) Fortschritte der Tranquanalgesie. In: Langrehr D (Hrsg) Ketanest- und Benzodiazepin-Kombination in der Anästhesie. Perimed, Erlangen, S 67–79
18. Mankikian B, Contineau JP, Sartene R, Clergue F, Viars P (1986) Ventilatory pattern and chest well mechanics during ketamine anesthesia in humans. Anesthesiology 65:492–499
19. Munkel H, Maskos E (1987) Analgosedierung – eine Alternative zur Regionalanästhesie bei ESWL. Fortschr Anaesthesiol 2:16–18
20. Nunn JF, Payne JP (1962) Hypoxemia after general anaesthesia. Lancet II:631
21. Palmer KNV, Gardiner AJS (1962) Hypoxemia after general anaesthesia. Lancet II:779
22. Peter K, Klose R, Witz H (1970) Ketanest zur Narkoseeinleitung beim Schock. Z Prakt Anaesth 6:396–401
23. Reinhold P, Pfisterer T (1986) Ketamin-Midazolam-Stickoxydul-Intubationsnarkosen bei Kindern. Anaesthesiol Intensivmed 18:93
24. Schumacher R, Kard Gözyan S, Benthalim H (1982) Die Tranquanalgesie mit Ketanest-Tropfinfusion im Vergleich zu einer Standard-Anästhesiemethode. In: Langrehr D (Hrsg) Ketanest-Benzodiazepin-Kombination in der Anästhesie. Perimed, Erlangen, S 93–107
25. Shulman D, Beardsmore CS, Aronson HB? Godfrey S (1985) The effect of ketamine on the functional residual capacity in young children. Anesthesiology 62:551–556
26. Vontin H, Heller W (1982) Stoffwechseluntersuchungen bei Ketanest-Benzodiazepin-Anästhesien. In: Langrehr D (Hrsg) Ketanest- und Benzodiazepin-Kombination in der Anästhesie. Perimed, Erlangen, S 22–28

Ketamin in der Intensivmedizin – Analgosedierung mit der Low-dose-long-term-Ketamin/Midazolam-Kombination in kontinuierlicher Infusion

O. Emrich, R. Klose, M. Steen und J. Büttner

Einleitung

Allgemeine Probleme

Die intensivmedizinische Versorgung des kritisch kranken Patienten erfordert neben der Aufrechterhaltung der Vitalfunktionen und kurativen Maßnahmen in aller Regel eine effektive Analgosedierung, zumal bei endotrachealer Intubation und Respiratortherapie. Eine richtig verstandene Analgosedierung soll den Patienten psychosituativ abschirmen vor dem Umgebungsstreß der Intensivstation, ihm unangenehme Erinnerungen nehmen und den Schmerz dämpfen, den er permanent und besonders bei notwendigen Manipulationen und Physiotherapie empfindet. Schmerz und seelisches Leiden sind Faktoren, die zur Entgleisung vegetativer Funktionen führen können. Erhöhung des sympathischen Tonus, negative Beeinflussung hämodynamischer Parameter, Erhöhung des O_2-Verbrauchs, Behinderung der Atmung bzw. der Beatmung und evtl. Anstieg des intrakraniellen Drucks sind mögliche Folgen (Abb. 1).

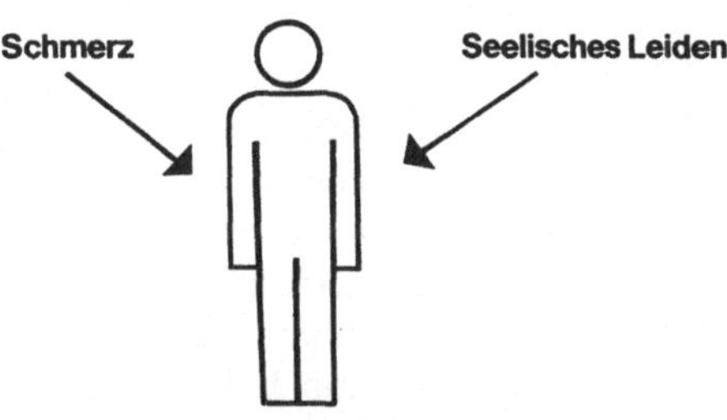

Abb. 1. Auswirkungen von Streßfaktoren auf den beatmeten Intensivpatienten

Die medikamentöse Analgesie und Sedierung

Die medikamentöse Analgesie und Sedierung greift somit an entscheidenden Stressoren in der Akutphase intensivmedizinischer Versorgung an [11]. Zahlreiche Medikamente wurden und werden zu diesem Zweck auf Intensivstationen eingesetzt, ohne daß sich jedoch bislang ein einheitliches Konzept hätte durchsetzen können.

Zur Sedierung werden vorwiegend Substanzen aus der Reihe der Neuroleptika und der Benzodiazepine verwendet, mit mehr oder weniger befriedigenden Ergebnissen. Für den kreislaufstabilen beatmeten Patienten reicht bisweilen schon eine niedrige Dosierung aus, vorausgesetzt, es bestehen keine quälenden Schmerzen. Bei uns haben im Zuge der Vereinheitlichung des Analgosedierungskonzepts jedoch die Benzodiazepine die anderen zentral dämpfenden Medikamente, z. B. Triflupromazin und Haloperidol, weitgehend verdrängt. Bei geringen Nebenwirkungen auf ZNS, Herz-Kreislauf und Atmung gewährleisten die Benzodiazepine, allen voran das gut steuerbare Midazolam, eine ausreichend anxiolytische, sedierende, amnestische und antikonvulsive Wirkung [13]. Das Absetzen einer Langzeitbehandlung mit Benzodiazepinen kann allerdings zu einem Entzugssyndrom mit leichten bis schweren Verläufen führen [14]. Für Midazolam finden sich bislang in der Literatur jedoch keine Hinweise für diese Nebenwirkungen. Allerdings bedarf es sicherlich noch eines längeren Beobachtungszeitraumes, um hierzu endgültig Stellung beziehen zu können.

Die für die Analgesie gebräuchlichsten Medikamente sind wohl die Opioide. Daneben bietet sich jedoch auch Ketamin als Kombinationssubstanz zur Analgosedierung an. Dies gilt gerade im Hinblick auf seine geringe Toxizität und große therapeutische Breite [13].

Der schwerverbrannte Patient

Insbesondere schwerverbrannte, aber auch schwertraumatisierte unfallchirurgische Patienten benötigen oft über Wochen und zuweilen sogar über Monate sowohl eine analgetische, wie auch sedative Abschirmung. Die kontinuierliche Infusion hat dabei den Vorteil, ein mögliches Auf und Ab im Erleben von Schmerzen und seelischem Leiden zu verhindern, wie wir es früher bei intermittierender Gabe nach Bedarf immer wieder gesehen haben. Die minimal effektive Basis-Analgosedierung kann bei schmerzhaften Manipulationen und Physiotherapie durch Bolusgaben ergänzt werden. Diese Form der kontinuierlichen Analgosedierung wird bei uns sowohl mit Kombinationen von Fentanyl oder Alfentanil mit Midazolam, wie auch mit der Kombination von Ketamin und Midazolam erfolgreich praktiziert. Obwohl die diesbezügliche Anwendung von Ketamin bislang wenig populär ist, mehren sich seit dem ersten Bericht von Ito im Jahre 1974 [23] die Hinweise für die Eignung von Ketamin für die Analgosedierung [6, 7, 27, 33, 35, 42].

Die Analgosedierung mit Ketamin

Ein Überblick über die Dosierungsangaben für die Analgosedierung mit Ketamin (mit und ohne Benzodiazepin) in der Literatur zeigt, daß die mittlere Erhaltungsdosis für Ketamin bei etwa 0,5 mg/kg KG/h liegt (Tabelle 1). In der Zukunft ist es notwendig die individuell der jeweiligen Situation angepaßte minimal effektive Dosis zu finden. Liegt diese in dem genannten Bereich, so befindet man sich nach Aussage von Langrehr [35] deutlich unterhalb der Schwelle unerwünschter Nebeneffekte des Ketamins. Von Low-dose-Appikation wird jedoch nur bis zu einer Dosierung von etwa 2 mg/kg KG/h Ketamin gesprochen [26]. Ab 2 mg/kg KG/h beginnt der für eine Narkose erforderliche Dosisbereich [12, 22, 49, 52], wobei Knoche [30] eine ausreichende Narkosetiefe oft erst mit 6–8 mg/kg KG/h Ketamin erreichen konnte. Somit ist der Übergang von Low-dose-long-term-Analgosedierung zur Narkose fließend, individuell und situationsbezogen unterschiedlich.

Tabelle 1. Dosierungsangaben Analgosedierung mit Ketamin-Benzodiazepin in der Literatur

Autor	Patienten	Ketamin mg/kg KG/h	Benzodiazepin	Dauer der Behandlung
Kurth [33]	beatmete Intensivpat.	0,3–0,5	Rohypnol 4–10 mg/24 h	keine Ang.
Shetty et al. [42]	Fallbericht beatmeter Intensivpatient	0,2–0,8	keine Angabe	7 Tage
Joachimsson et al. [27]	Nachbeatmung nach ausgedehnt. Bauch-OP	0,7–1,4	Diazepam 5 mg nach 4. u. 8. h	ca. 12 h
Langrehr et al. [35]	beatmete Intensivpat.	0,1–0,5	Rohp./Midazolam ohne Mengenang.	ca. 5 Tage max. 74 Tage
Brost u. Tzanova [6]	beatmete Intensivpat.	0,3–0,5	Rohypnol 6–10 mg/24 h	bis 41 h

Ludwigshafener Methode der Analgosedierung mit Ketamin/Midazolam

Zur Analgosedierung bei schwerverbrannten beatmeten Patienten verwenden wir eine fixe Mischung von Ketamin und Midazolam im Verhältnis 10:1 (Abb. 2). Die Dosisfindung für eine Fixkombination birgt sicherlich ihre eigene Problematik. Wir haben uns dabei an den Angaben von Kreuscher [32] zur kombinierten Anwendung von Ketamin und Midazolam im Rahmen der Tranquanalgesie II orientiert. Untere mittlere Erhaltungsdosierung nach Gabe eines Bolus der Mischung liegt bei etwa 1,7 mg/kg KG/h Ketamin und wird nach dem Grad der Analgosedierung nach oben oder unten korrigiert, nie jedoch über 3 mg/kg KG/h. Damit benötigen wir eine mittlere Ketamindosierung, die bis an den Narkosebedarf heranreicht, in der Regel aber darunterliegt. Cirota [7] berichtet über ausreichende Analgesieeffekte schon bei einer Dosierung von etwa 0,2 mg/kg KG/h

```
                Füllmenge für Infusomat
________________________________________________

2000 mg Ketanest + 200 mg Dormicum auf 100 ml auffüllen (G 5%)

                Füllmenge für Perfusor
________________________________________________

1000 mg Ketanest + 100 mg Dormicum auf 50 ml auffüllen (G 5%)

Initiale Dosierung 6 ml/h

Im Bedarfsfall wird bei ungenügender Analgosedierung ein Bolus
(3 ml) der Mischung gegeben.

Bolus  = 3 ml = 60 mg Ketanest + 6 mg Dormicum
```

			Ketamin (mg/kg KG/h)*
minimal	1 ml =	20 mg Ketanest + 2 mg Dormicum	0,3
	2 ml =	40 mg Ketanest + 4 mg Dormicum	0,6
	3 ml =	60 mg Ketanest + 6 mg Dormicum	0,9
	4 ml =	80 mg Ketanest + 8 mg Dormicum	1,1
	5 ml =	100 mg Ketanest + 10 mg Dormicum	1,4
	6 ml =	120 mg Ketanest + 12 mg Dormicum	1,7
	7 ml =	140 mg Ketanest + 14 mg Dormicum	2,0
	8 ml =	160 mg Ketanest + 16 mg Dormicum	2,3
	9 ml =	180 mg Ketanest + 18 mg Dormicum	2,6
maximal	10 ml =	200 mg Ketanest + 20 mg Dormicum	2,9

* Angaben umgerechnet für 70-kg-Patient

Abb. 2. Anwendungs- und Dosierungsrichtlinien für die Low-dose-long-term-Analgosedierung mit Ketanest-Dormicum

Ketamin bei Patienten mit mehr als 40% Körperoberflächenverbrennung. Unsere persönliche Erfahrung geht jedoch dahin, daß diese Dosierung kaum für den schwertraumatisierten unfallchirurgischen Patienten und im Regelfall schon gar nicht für den schwerverbrannten beatmeten Patienten ausreicht. Untere Erhaltungsdosen wurden empirisch am minimal-effektiven Bedarf des Schwerverbrannten ermittelt.

Tabelle 2. Forderungen an ein Analgosedierungskonzept

- Geringe Beeinträchtigung der Herz-Kreislauf-Funktion
  Anwendbarkeit im Schock
- Keine bzw. berechenbare Atemdepression
- Gute Steuerbarkeit
  keine Kumulation bei Langzeitanwendung
- Keine Organtoxizität
  große therapeutische Breite

Die vergleichsweise höhere Dosierung und lange Anwendung der Medikamente zur Analgosedierung legt somit eine besonders kritische Würdigung der Substanzeigenschaften von Ketamin nahe. Der Einsatz von Ketamin kann nur dann als unbedenklich gelten, wenn bezüglich Pharmakokinetik und Nebenwirkungsrate einige wichtige Forderungen erfüllt sind (Tabelle 2). Dementsprechend werden wir im folgenden die Wirkungen der Langzeitapplikation von Ketamin/Midazolam auf das kardiozirkulatorische System, den Respirationstrakt, Metabolisierung und Pharmakokinetik und die ZNS-Wirkungen darstellen und von unseren bisherigen Erfahrungen berichten.

Das kardiozirkulatorische System unter
Low-dose-long-term-Ketamin/Midazolam (Tabelle 3)

Ketamin verursacht eine dosisabhängige Erhöhung von Blutdruck, Puls und Herzzeitvolumen [25]. Diese sympathikomimetische Wirkung ist einerseits ZNS-vermittelt, beruht vermutlich aber auch auf einer kokainartigen Wirkung des Ketamins [25, 34, 37]. Im Tierversuch sind weder direkte noch indirekte Katecholamineffekte des Ketamins nachzuweisen [35]. Direkt am isolierten Herzmuskelpräparat wirkt Ketamin sogar negativ inotrop [31], jedoch wird dieser Befund in vivo durch die kokainartige Wirkung völlig überdeckt. Ketamin verstärkt die Wirkungen endogen freigesetzten Noradrenalins. Ein gewisser antiarrhythmogener Effekt wird kontrovers diskutiert [17, 24, 31]. Koronarer Blutfluß und myokardialer Sauerstoffverbrauch steigen dosisabhängig und proportional [44]. Immer wieder wurde deshalb befürchtet, der Ketamineinsatz bei Patienten mit eingeschränkter Koronarreserve sei gefährlich. Dem steht der empirisch unbedenkliche Einsatz dieses Medikaments als Anästhetikum in der offenen Herzchirurgie [8, 19, 38] gegenüber.

Die klinische Relevanz dieser Befunde für den Einsatz in der Langzeit-Niedrigdosierung steht ohnehin sehr in Frage, sind sie doch sämtlich nach i.v. Verabreichung narkotischer Dosen gewonnen. Bei kontinuierlicher Low-dose-Applikation und in Verbindung mit Midazolam, das nach White [51] die kardiozirkulatorischen Effekte wirksam abschwächt, spielen sie nur eine untergeordnete Rolle. Kurth [33] sowie Langrehr et al. [35] heben im Gegenteil die kreislaufsta-

Tabelle 3. Low-dose-long-term-Ketamin/Midazolam. Wirkungen auf das kardiozirkulatorische System

---

– Sympathikomimetische Ketaminwirkung durch kokainartige Verstärkung endogener Katecholaminwirkung
  a) Erhöhung von Blutdruck, Puls, HZV
  b) Steigerung von Herzarbeit, O_2-Verbrauch und koronarem Blutfluß
  c) Erhöhung des peripheren Widerstandes
  d) Erhöhung der pulmonalarteriellen Drücke

– Wirksame Abschwächung bzw. Egalisierung dieser Wirkungen durch Benzodiazepine (Midazolam)

---

bilisierende Wirkung positiv hervor, was gerade in der Intensivtherapie Bedeutung erlangen kann. Joachimsson et al. [27] beobachteten unter Low-dose-Ketamin gar einen Abfall des mittleren Blutdrucks, wohl als Folge der analgetischen Wirkung. Im experimentellen Schock verlängert Ketamin die Überlebenszeit [53].

Unsere Patienten zeigten in der Regel ein normotones Kreislaufverhalten, nur gelegentlich traten hypertone Reaktionen auf (Abb. 3 und 4). Diese sind eher aus der Gesamtsituation des kritisch Kranken zu erklären (z. B. Rückresorption des Verbrennungsödems mit Hypervolämie) als aus einer spezifischen Ketaminwirkung. Zum anderen hängt die sympathikomimetische Ketaminwirkung hauptsächlich davon ab, ob das sympathische System eines kritisch Kranken überhaupt noch in der Lage ist zu antworten [3]. Die ohnehin nur gering ausgeprägte

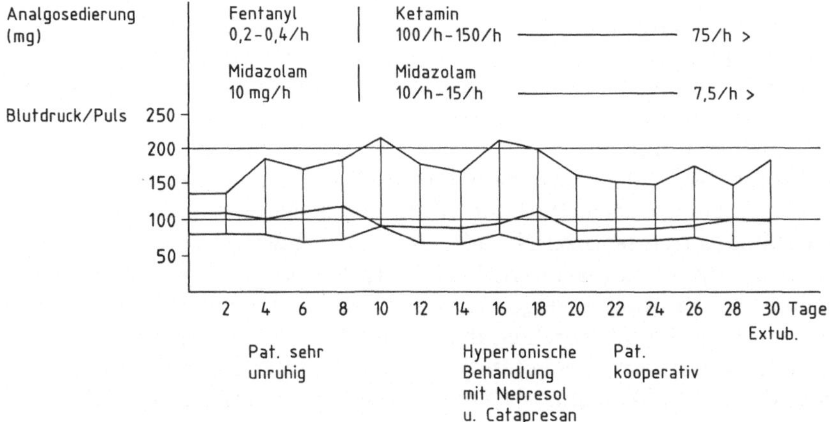

Abb. 3. Butdruckverlauf unter Analgosedierung mit Ketamin/Midazolam. Patient K. M., 29 Jahre, Verbrennung 47% KOF, zweitgradiges Inhalationstrauma, Beatmung vom 10. 10. 1986 bis 08. 11. 1986 (29 Tage)

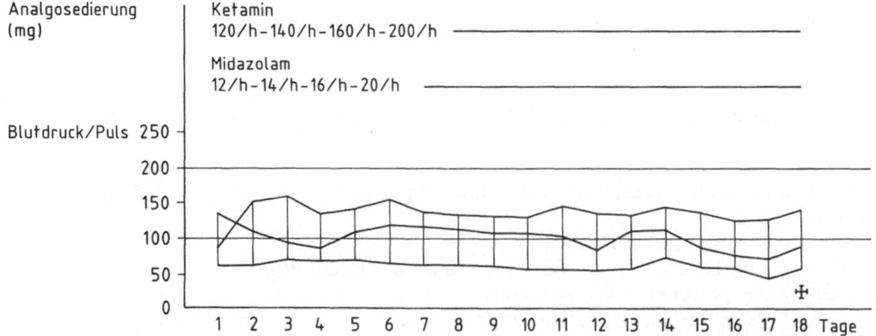

Abb. 4. Blutdruckverlauf unter Analgosedierung mit Ketamin/Midazolam. Patient R. G., 38 Jahre, Verbrennung 48% KOF, drittgradiges Inhalationstrauma, Beatmung vom 28. 12. 1986 bis 15. 01. 1987 (18 Tage)

Erhöhung des peripheren Widerstandes [3] wird ebenfalls durch Benzodiazepine wirksam abgeschwächt [47].

Eine für die Behandlung des kritisch Kranken sicherlich ungünstige Nebenwirkung wäre die mögliche Druckerhöhung im kleinen Kreislauf [16, 46]. Tarnow u. Hess [47] berichten über drastische Erhöhungen des Pulmonalarterienmitteldrucks um durchschnittlich fast 165% während Narkoseeinleitung mit Ketamin als Monoanästhetikum. Dies wäre für Patienten mit bereits bestehender Rechtsherzbelastung (PEEP-Beatmung, traumatische bzw. schockbedingte Lungenveränderungen) eine nicht akzeptable Medikamentennebenwirkung. Die Autoren berichten jedoch, daß diese Drucksteigerungen nach Flunitrazepam-Vorbehandlung nur noch diskret ausfielen, während der pulmonale Gefäßwiderstand nun sogar um 22% abnahm. Genauso war Flunitrazepam in der Lage, den linksventrikulären Sauerstoffbedarf, der unter Ketamin-Mononarkose stark erhöht ist, im Normbereich zu halten [47]. Entsprechende Ergebnisse liegen für die Verwendung von Ketamin-Midazolam-Kombinationen als Langzeit-low-dose-Analgosedierung nicht vor. Wir haben bei unseren Patienten allerdings noch keine Druckerhöhungen im Pulmonalkreislauf gemessen, die wir eindeutig auf die Ketaminwirkung zurückführen würden. Dies enthebt uns jedoch nicht von der Aufgabe, das Druckverhalten im kleinen Kreislauf unter kontrollierten Bedingungen zu untersuchen.

Bislang messen wir den sympathikomimetischen Kreislaufwirkungen des niedrigdosierten Ketamins in Verbindung mit Midazolam nur eine marginale Bedeutung zu, die dem breiten Einsatz dieser Kombination zunächst nicht widerspricht.

Das respiratorische System unter Low-dose-long-term-Ketamin/Midazolam (Tabelle 4)

Ketamin bewirkt am Bronchus eine Dilatation und Senkung des Atemwegswiderstands [21] durch direkte Relaxation der tracheobronchialen Muskulatur [36], β-Stimulation [9, 20, 41] und eine Hemmung histamin-induzierter Bronchokonstriktionen [1]. Diese Eigenschaften sind bei schwerwiegenden schockbedingten Lungenveränderungen und Inhalationstrauma positiv zu bewerten. Möglicherweise ist auch die Steigerung der Bronchialsekretion bei erhaltener Hustenfunktion im Hinblick auf Bronchialtoilette und Bronchialclearance als günstig zu bewerten [1]. Die Kombination Ketamin/Midazolam hat einen eher milden atemdepressorischen Effekt, der die Entwöhnung vom Respirator nicht behindert [4, 45]. Die Analgosedierung mit Ketamin/Midazolam erfordert per se keine Beatmung des Patienten auf der Intensivstation.

Tabelle 4. Low-dose-long-term-Ketamin/Midazolam. Wirkungen auf das respiratorische System

- Direkte Relaxation der tracheobronchialen Muskulatur, β-Stimulation
- Steigerung der bronchialen Sekretion
- Geringgradige Atemdepression im oberen Dosisbereich

Das ZNS unter Low-dose-long-term-Ketamin/Midazolam (Tabelle 5)

Ketamin bewirkt eine „dissoziative Anästhesie" durch Entkoppelung thalamoneokortikaler und limbischer Funktionen [10]. In anästhetischen Dosierungen kommt es zu einer Art Katalepsie, die deutlich abgeschwächt ist in subanästhetischer Dosierung [18], bei schon ausgeprägtem analgetischen Effekt [5, 39, 43]. Worauf diese komplexe Wirkung des Ketamins beruht, ist ungeklärt. Diskutiert werden Interaktionen mit Opiat- und Acetylcholinrezeptoren [50]. Beachtenswert ist die mögliche Steigerung des Hirndrucks durch Ketamin, die wahrscheinlich über die Steigerung des systemischen Blutdrucks vermittelt ist [50]. Insofern ist bei Ausbleiben einer exzessiven Blutdrucksteigerung u. E. nicht mit der Entwicklung von Ketamin-induzierten Hirndruckanstiegen zu rechnen, zumal die Steigerung des zerebralen Blutflusses wirkungsvoll durch Benzodiazepine (nachgewiesen für Diazepam) unterdrückt wird [48]. Bei der Low-dose-Anwendung (bis zu 0,5 mg/kg KG i. v.) kommt es auch ohne Benzodiazepine nicht zu einer Steigerung des Hirndrucks [29].

Psychotomimetische Phänomene unter Low-dose-long-term-Ketamin/Midazolam

Nach Anwendung von Ketamin sind außerdem psychomimetische Nebenwirkungen bekannt. Noch Wochen danach sind sog. „Out-of-body"-Erlebnisse, Illusionen, „weird trips", delirähnliche Zustände, „flash backs" u. a. beschrieben [50]. Im narkotischen Dosisbereich ruft Ketamin in bis zu 80% der Fälle Träume und in bis zu 40% der Fälle Unruhephänomene hervor [50]. Diese Phänomene sehen wir nach Low-dose-Langzeitanwendung nur selten, jedoch haben wir bei Ausschleichen oder Absetzen der Analgosedierung ausgeprägte Verwirrtheitszustände mit Desorientiertheit, Unruhe und Schlafstörungen beobachtet. Midazolam setzt zwar wie alle anderen Benzodiazepine die Häufigkeit und Ausprägung psychotomimetischer Ketaminwirkungen herab [51], jedoch glauben wir, Anhaltspunkte dafür zu haben, daß die Midazolamkomponente für einen Teil der „Aufwachreaktionen" verantwortlich ist. Die Nachinjektion von Midazolam hat jedenfalls bei einigen Patienten zu deutlicher „Beruhigung" geführt.

    Darüber hinaus sollte kein Zweifel daran bestehen, daß alleine schon die lange Intensivtherapie psychotische Zustände produzieren kann, aus welchen Gründen auch immer. Dagegen ist die Kombination von Ketamin/Midazolam in der Lage, einen mentalen Zustand zu bewirken, den wir als „dissoziative An-

---

Tabelle 5. Low-dose-long-term-Ketamin/Midazolam. ZNS-Wirkungen

---

– Fließender Übergang von „dissoziativer Analgesie" zu „kataleptischem Zustand"
– Mögliche Steigerung des intrakraniellen Drucks bei hypertoner Kreislauflage
– Selten psychotomimetische Wirkungen des Ketamins, mitigiert durch Midazolam

Dissoziative Analgesie: Der beatmete Patient ist schmerzfrei, leicht erweckbar bzw. wach, kooperativ und amnestisch

---

algesie" umschreiben möchten. Im optimalen Falle ist nach unserer Beobachtung dabei der beatmete Patient leicht erweckbar bzw. wach, kooperativ und weitgehend schmerzfrei. Er ist in der Lage, Aufforderungen nachzukommen und teilt sich seiner Umgebung mit. Positiv hinzu tritt eine weitgehende Amnesie, offenbar bewirkt durch das Benzodiazepin, so daß sich die Patienten nach der Therapie an wenig erinnern, obschon sie unter der Therapie scheinbar „wach" waren.

Pharmakokinetik und Metabolisierung bei Low-dose-long-term-Ketamin/Midazolam (Tabelle 6)

Ketamin wird vorwiegend in der Leber enzymatisch transformiert, die Metaboliten über Nieren und Darm ausgeschieden [50]. Der bislang als wesentlich erkannte Metabolit ist Norketamin [50]. 4% des Ketamins werden als unverändertes Ketamin oder als Norketamin im Urin ausgeschieden, 16% sind hydroxylierte Abbauprodukte. Der Rest wird vermutlich glukuroniert ausgeschieden. Über Wirkungen und Nebenwirkungen dieser Metaboliten ist nichts bekannt, außer daß Norketamin etwa 5mal schwächer anästhetisch wirkt als Ketamin selbst [4]. Wichtig scheint die Erkenntnis, daß Ketamin ähnliche Abbauwege wie die Barbiturate beschreitet und die Abbaurate durch Benzodiazepine verzögert wird [50]. Nach kontinuierlicher Infusion beträgt die Eliminationshalbwertszeit des Ketamins etwa 79 min [22]. Im Vergleich dazu beträgt die Eliminationshalbwertszeit des Midazolams etwa 150 min [28].

In der Diskussion ist heute eine mögliche Kumulation des Ketamins [50]. Bekannt ist aber für den septischen Patienten in der Katabolie ein erhöhter Glukose- und Proteinumsatz, somit vermutlich auch ein erhöhter Umsatz applizierter Medikamente, die in der Leber abgebaut und renal ausgeschieden werden. Beim Schwerverbrannten könnte zusätzlich ein vermehrter Drogenverlust über die offene Körperoberfläche stattfinden. Dies erklärt u. a. den erhöhten Schmerzmittelbedarf des Schwerverbrannten [26] und die Tatsache, daß wir trotz der über Wochen applizierten hohen Dosen von Ketamin einen Anstieg der Serumkonzentrationen, der auf Kumulation schließen ließe, bisher nicht gemessen haben. Bei einem unserer Patienten mit einer Körperoberflächenverbrennung von 48% und drittgradigen Inhalationstrauma haben wir engmaschig die Ketamin- und Norketaminspiegel bestimmt und festgestellt, daß trotz einer notwendig werdenden kontinuierlichen Steigerung der Infusionsrate von Ketamin/Midazolam von anfänglich 1,7 mg/kg KG/h bis letztlich 2,9 mg/kg KG/h die Blutspiegel von Ketamin auf einen Steady State gefallen sind. Auch die Blutspiegel von Norket-

---

Tabelle 6. Low-dose-long-term-Ketamin/Midazolam. Biotransformation und Pharmakokinetik

- Vorwiegend enzymatischer Abbau in der Leber
- Metabolismus von Leberfunktion abhängig
- Enzyminduktion
- Keine Kumulation des Ketamins

amin pegelten sich nach anfänglich exzessiver Konzentration bis unter den Ketaminwert ein, offensichtlich die Folge verstärkten Abbaus durch Enzyminduktion (Abb. 5) Die Steuerbarkeit des Medikaments ist auch nach sehr langer Applikation voll erhalten. Die Blutspiegel von Ketamin und Norketamin bei einem Patienten, den wir insgesamt 102 Tage beatmet haben, reagierten zwischen dem 70. und 86. Tag der Anwendung noch rasch, empfindlich und gleichsinnig auf die Änderung der Infusionsrate (Abb. 6)

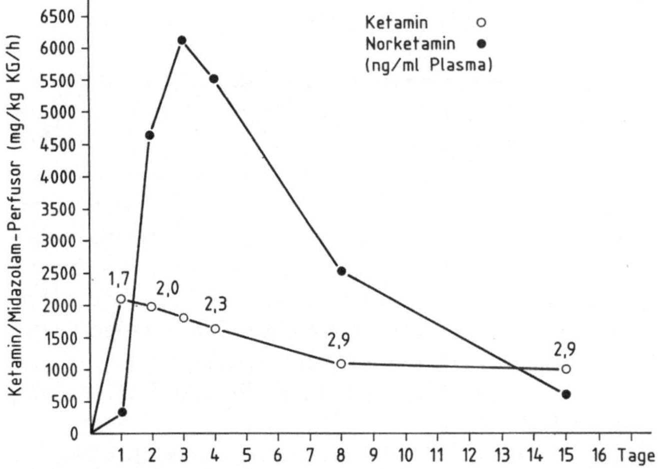

Abb. 5. Blutspiegel, Ketamin/Norketamin. Patient R. G., 38 Jahre, Verbrennung 48% KOF, drittgradiges Inhalationstrauma, Beatmung vom 28. 12. 1986 bis 15. 01. 1987 (18 Tage), Analgosedierung mit Ketamin/Midazolam-Perfusor

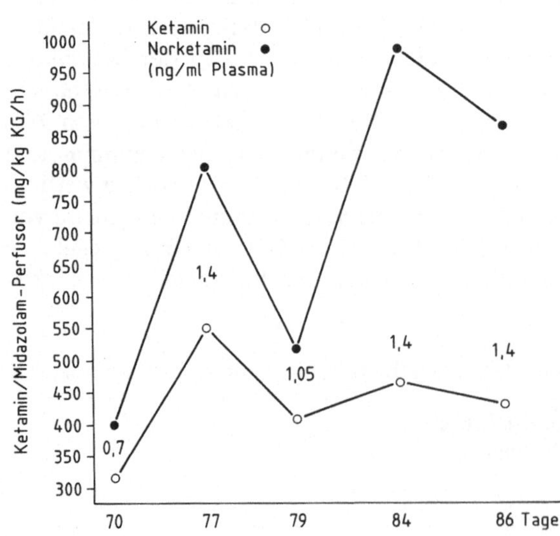

Abb. 6. Blutspiegel, Ketamin/Norketamin. Patient G. H.-P., 32 Jahre, Verbrennung 70% KOF, Beatmung vom 19. 08. 1986 bis 28. 11. 1986 (102 Tage), Analgosedierung mit Ketamin/Midazolam-Perfusor

Demnach haben wir mit der Kombination von Ketamin und Midazolam ein Analgosedierungsschema zur Hand, das schnell nach Bolusgabe wirksame Blutspiegel erreicht und bei dem beide Komponenten gut steuerbar sind.

Organtoxizität und Arzneimittelwechselwirkungen unter Low-dose-long-term-Ketamin/Midazolam

Nebenwirkungen, die den Säure-Basen-Haushalt, Zucker- und Intermediärstoffwechsel betreffen, sind nicht bekannt [1, 34]. Die Nierenfunktion wird nicht negativ beeinflußt [2]. Bei lebergeschädigten Patienten gilt der kurzfristige Einsatz von Ketamin als unbedenklich [40]. Wie die Befunde von Dundee [15] über leichte, aber signifikante Transaminasenanstiege nach Ketamin-Kurzzeitinfusion bei Lebergesunden zu bewerten sind, läßt sich derzeit noch nicht einordnen. Enzyminduktion, erhöhte Leberperfusion unter hyperdynamer Kreislauflage oder Änderung der metabolischen Aktivität der Leber, aber auch ein hepatotoxischer Effekt wären möglich. Sicherlich ist auf solche zwar leichten Veränderungen bei Langzeitanwendung eines Medikaments ein besonderes Augenmerk zu richten. Wir selber haben keinen spezifischen Verdacht, jedoch ist bei unseren Kranken eine mögliche Hepatotoxizität von Ketamin auch schwer zu prüfen, ist doch eine Leberpathologie bei Schwerverbrannten ohnehin die Regel. Über sonstige Organtoxizität des Ketamins und des Midazolams liegen keine Hinweise vor.

Über Wechselwirkungen mit der Vielzahl anderer Medikamente, die bei der Intensivtherapie Verwendung finden, ist nichts bekannt. Das einzige, was wir bisher wissen, sind Interaktionen zwischen Cimetidin und Diazepam sowie Ranitidin und Midazolam [26]. Sie betreffen einen verzögerten Abbau und eine Wirkungsverstärkung des Benzodiazepins durch den H_2-Antagonisten. Benzodiazepine hemmen den Ketaminabbau in der Leber [50], allerdings fehlen auch hier spezielle Hinweise auf die Kombination von Ketamin mit Midazolam. Hier liegt sicherlich ein Ansatzpunkt für weitere Beobachtungen. Mit Dundee [15] sind wir der Meinung, daß die „erste Pflicht" beim Streben nach Medikamentensicherheit darin besteht, Verdachtsmomente auch beim Namen zu nennen.

Zusammenfassung

Die Analgosedierung von beatmeten Intensivpatienten ist eine herausragende Aufgabe auf der Intensivstation. Zur Langzeitanalgosedierung bieten sich zur Erhaltung einer Wirkungskontinuität Infusionsschemata von Opioid-Benzodiazepin oder Ketamin-Benzodiazepin an. Einen Vorteil von subnarkotisch dosiertem Ketamin sehen wir in der positiven Wirkung auf das respiratorische System, das Schockgeschehen und der Kooperativität des Patienten. Die wesentlichen Nebenwirkungen des Ketamins werden durch Benzodiazepine abgeschwächt oder aufgehoben, so daß die Kontraindikationen für die monotherapeutische Anwendung von Ketamin für die Kombination mit Midazolam und die Niedrigdosierung nur noch relativ zu sehen sind (Tabelle 7). Zusammenfassend verweisen wir auf das Profil unseres Analgosedierungsschemas in Tabelle 8. Ergänzend

86   O. Emrich et al.

Tabelle 7. Kontraindikationen für Ketamin nach Boulton [3]

1. Kardiovaskuläres System
   a) schlecht eingestellter Hypertonus
   b) zerebrale, thorakale oder abdominale Aneurysmata
   c) Rechtsherzfehler und pulmonale Hypertonie

2. ZNS
   a) erhöhter intrakranieller Druck
   b) Psychosen
   c) Alkoholkrankheit

Tabelle 8. Low-dose-long-term-Ketamin/Midazolam: Profil eines Langzeit-Analgosedierungs-konzepts

- Gute Analgesie bei „minimal effektiver" Dosierung in kontinuierlicher Infusion, Ergänzung durch Bolusgaben
- Gute Steuerbarkeit, keine Kumulation, keine Organtoxizität bekannt (milde Transaminasen-Anstiege sind möglich)
- Die respiratorischen Effekte begünstigen das „weaning" vom Respirator
- Die minimal effektive Dosierung erlaubt im optimalen Falle die Kooperativität des beatmeten Patienten mit congrader Amnesie, „dissoziative Analgesie"
- Keine Wechselwirkung mit Magen-Darm-Motorik und Sphinkter-oddi-Tonus
- Kreislaufstabilisierende Wirkung, aber auch hypertone Wirkungen mit möglicher Erhöhung des intrakraniellen Drucks
- Benzodiazepin schwächt sympathikomimetische Ketaminwirkung wirksam ab
- Geringfügige Erhöhung der pulmonalarteriellen Drücke möglich, Abschwächung durch Benzodiazepin
- Selten psychotomimetische „Nachwirkungen" (mitigiert durch Benzodiazepin)
- Hohe Akzeptanz durch Pflegepersonal und Ärzte, einfache Anwendbarkeit, gute Wirksamkeit

zu den zuvor genannten Eigenschaften der Kombination von Ketamin und Midazolam ist deren hohe Akzeptanz bei Pflegekräften und Ärzten hervorzuheben, die die einfache Anwendbarkeit und gute Wirksamkeit zu schätzen wissen.

Literatur

1. Albin MS (1985) Current concepts of dissoziative anaesthesia in the hospital setting. In: Boulton TB (ed) Anaesthesia beyond the major medical centre: Current techniques with ketamine. Blackwell, Oxford (Lectures in Anaesthesiology, Suppl 1)
2. Bihler K (1973) Nierenfunktion unter Ketamin beim alten Patienten. In: Gemperle M, Kreuscher H, Langrehr D (Hrsg) Ketamin, neue Ergebnisse in Forschung und Klinik. Springer, Berlin Heidelberg New York (Anaesthesiologie und Wiederbelebung, Bd 69)
3. Boulton TB (1985) The clinical use of ketamin with special reference to use in diffucult environments In: Boulton TB (ed) Anaesthesia beyond the major medical centre: Current techniques with ketamine. Blackwell, Oxford (Lectures in Anaesthesiology, Suppl 1)
4. Bourke DL, Malit LA, Smith TC (1987) Respiratory interactions of ketamine and morphine. Anesthesiology 66:153

5. Bovill JG, Dundee JW (1971) Alterations in response to somatic pain associated with anaesthesia, XX: Ketamine. Br J Anaesth 43:496

6. Brost F, Tzanova I (1987) Postoperative Langzeitanalgosedierung. Intensivbehandlung 12

7. Cirota N (1978) The long term use of ketamine in subanaesthetic dosis for the burnt patient. S.A. Congress Summery of Scientific Programm, p 20

8. Corssen G (1973) Diskussionsbeitrag zur Anwendung von Ketamin in der „open heart surgery". In: Gemperle M, Kreuscher H, Langrehr D (Hrsg) Ketamin, neue Ergebnisse in Forschung und Klinik. Springer, Berlin Heidelberg New York (Anaesthesiologie und Wiederbelebung, Bd 69)

9. Corssen G, Gutierrez J, Reves JR, Huber FC (1972) Ketamine in the anaesthetic management of asthmatic patients. Anesth Analg 51:588

10. Corssen G, Miyasaka M, Domino EF (1968) Changing concepts of pain control during surgery: Dissoziative anaesthesia with ci 581. Anesth Analg 47:746

11. Crocier T (1986) Der Einfluß der Analgesie auf die Streßantwort. In: Kettler D, Crocier T, Metzler H (Hrsg) Analgesie in der Anästhesie. Urban & Schwarzenberg, München

12. Dick W, Knoche E (1982) Untersuchungen zur Midazolam-Ketamin-Kombination für kurz- und längerdauernde Eingriffe. In: Langrehr K (Hrsg) Ketamin und Benzodiazepin-Kombination in der Anästhesie. Perimed, Erlangen

13. Dudziak R (1983) Anforderungen an Medikamente in der Prämedikation. In: Götz E (Hrsg) Midazolam in der Anästhesie. Editiones Roche, Grenzach-Wyhlen

14. Duka T, Dorow W, Ackenheil M, Doenicke A (1985) Entzugssyndrome mit hohen Benzodiazepin-Antagonisten-Dosen nach Benzodiazepin-Vorbehandlung. In: Schulte am Esch J (Hrsg) Benzodiazepine in Anästhesie und Intensivmedizin. Editiones Roche, Grenzach-Wyhlen

15. Dundee JW (1980) Changes in serum enzyme levels following ketamine infusion. Anaesthesia 35:12

16. Gassner S, Cohen M, Aygen M, Levy E, Ventura E, Shasdi J (1974) The effect of ketamine on pulmonary artery pressure, an experimental and clinical study. Anaesthesia 29:141

17. Hamilton JC? Bryson JS (1974) The effects of ketamine on transmembrane potentials of purkinje-fibres of the pig heart. Br J Anaesth 46:636

18. Harris JA, Biersner RJ, Edwards D (1975) Attention, learning and personality during ketamine emergence. Anesth Analg 54:169

19. Hatano S, Sadore MS, Keane DM, Boggs RE, EL-Naggar MA (1976) Diazepam-ketamine anaesthesia for open heart surgery, „micro-mini" drip administration technique. Anaesthesist 25:457

20. Hirshman CA, Downes H, Farbood A, Bergman NA (1979) Ketamine block of bronchospasm in experimental canine asthma. Br J Anaesth 51:713

21. Huber FC, Reves JR, Guttierez J, Corssen G (1972) Ketamine: Its effect on airway resistance in man. South Med J 65:1176

22. Idvall J, Ahlgren I, Aronsen KF, Stenberg P (1979) Ketamine infusions: PHarmacocinetcs and clinical effects. Br J Anaesth 51:1167

23. Ito Y, Ichiyanagi K (1974) Post-operative pain relief with ketamine infusion. Anaesthesia 29:222

24. Ivankovic AD, El Eta AA, Janetzko GF (1975) The effects of ketamine and of innovar anaesthesia on digitali tolerance in dogs. Anesth Analg 54:106

25. Ivankovic AD, Miletich DJ, Reimann C, Albrecht RF, Zahed B (1974) Cardiovascular effects of centrally administered ketamine in goats. Anesth Analg 53:924

26. Jeevendra M (1986) Pharmacology and drug therapy in burns. Anesthesiology 65:67

27. Joachimsson PD, Hedsteand U, Eklung A (1986) Low dose ketamine infusion for analgesia during postoperative ventilator treatment. Acta Anaesthesiol Scand 30:697

28. Kapp W (1984) Klinische Pharmakologie von Midazolam. In: Götz E (Hrsg) Midazolam in der Anästhesiologie. Editiones Roche, Grenzach-Wyhlen

29. Klose R, Hartung H-J, Kotsch R, Walz T (1982) Experimentelle Untersuchungen zur intracraniellen Drucksteigerung durch Ketamine beim hämorrhagischen Schock. Anaesthesist 31:33

88   O. Emrich et al.

30. Knoche E (1984) Wirkungsprofil von Midazolam, Stellung im Rahmen von Kombinationsnarkosen. In: Götz E (Hrsg) Midazolam in der Anästhesiologie. Editiones Roche, Grenzach-Wyhlen
31. Köhntop DE, Liao JC, van Bergen FA (1977) Effects of pharmacological alterations of adrenergic mechanisms by cocaine, tropotone, aminophyline and ketamine on epinephrine induced arrhythmias during halothane – nitrous oxide anaesthesia. Anesthesiology 46:89
32. Kreuscher A (1984) Die kombinierte Anwendung von Midazolam mit Ketamin – Tranquanalgesie II. In: Götz E (Hrsg) Midazolam in der Anästhesiologie. Editiones Roche, Grenzach-Wyhlen
33. Kurth M (1983) Anästhesie und Analgosedierung mit Ketamin bei Patienten einer Intensivstation. Anaesth Intensivmed 24:270
34. Langrehr D (1973) Nebennierenrinde – Cortisol, Nebennierenmark – Katecholamin. In: Gemperle M, Kreuscher H, Langrehr D (Hrsg) Ketamin, neue Ergebnisse in Forschung und Klinik. Springer, Berlin Heidelberg New York (Anaesthesiologie und Wiederbelebung, Bd 69)
35. Langrehr D, Miranda DR, Stoutenbeck CP, Zandstra DF, van Saene HKF (1986) Ketamin-Benzodiazepin-Kombination zur Sedierung von Intensivpatienten. In: Schulte am Esch J (Hrsg) Langzeitsedierung des Intensivpatienten. Zuckschwerdt, München
36. Lundy PM, Gowdey W, Colhoun EH (1974) Tracheal smooth muscle relaxant effect of ketamine. Br J Anaesth 46:333
37. Nedergaard DA (1973) Cocaine – like effect of ketamine on vascular adrenergic neurons. Eur J Pharmacol 23:153
38. Petrajtis B, Szappanyos G, Etienne A, Gemperle M, Lifat K (1973) Ketamine in open heart surgery. In: Gemperle M, Kreuscher H. Langrehr D (Hrsg) Ketamin, neue Ergebnisse in Forschung und Klinik. Springer, Berlin Heidelberg New York (Anaesthesiologie und Wiederbelebung, Bd 69)
39. Sadove MS, Shulman M, Hatano S, Fevold N (1971) Analgesic effects of ketamine adminstered in subdissoziative doses Anesth Analg 50:452
40. Schaps D, Hauenschild E (1977) Anwendung von Ketamin bei lebergeschädigten Patienten. Anaesthesist 26:172
41. Schwender D, Taeger K, Brendel C (1987) Die perioperative Betreuung des Patienten mit Asthma bronchiale. Anaesth Intensivmed 28:71
42. Shetty GK, Kelsall PG, Pyan DW (1986) Long term ketamine infusion. Anaesthesia 41:1262
43. Slogoff S, Allen GW, Wessels JV, Cheney D (1974) Clinical experience with subanaesthetic ketamine. Anesth Analg 53:354
44. Smith G, Thorburn J, Vance JP (1979) The effects of ketamine on the canine coronary circulation. Anaesthesia 34:555
45. Soliman MG, Brinale GF, Kuster G (1975) Response to hyperkapnia under ketamine anaesthesia. Can Anaesth Soc J 22:486
46. Spotoft H, Korshin JD, Sorensen MB (1979) The cardiovascular effects of ketamine used for induction of anaesthesia in patients with vascular heart disease. Can Anaesth Soc J 26:463
47. Tarnow J, Hess W (1979) Flunitrazepam-Vorbehandlung zur Vermeidung kardiovaskulärer Nebenwirkungen von Ketamin. Anaesthesist 28:468
48. Thorson T, Graw L (1980) Ketamine/diazepam – infusion anaesthesia with special attention to the effect on cerebrospinal fluid pressure and arterial blood pressure. Acta Anaesthesiol Scand 24:1
49. Weinreich AI, Silvay G, Lumb PD (1980) Continuous ketamine infusion for one lung anaesthesia. Can Anaesth Soc J 27:485
50. White PF, Way WL, Trevor AJ (1982) Ketamine – its pharmacology and therapeutic doses. Anesthesiology 56:119
51. White PF (1982) Comparative evaluation of intravenous agents for rapid sequence induction: Theopental, ketamine and midazolam. Anesthesiology 57:279
52. Wilson RD, Richey JV, Forestner JE, Hendrickson MH, Herrin TJ, Norman PF (1979) Cardiovascular effects of drip ketamine. Anesthesiology 51:35
53. Wong DHW, Jenkins CC (1975) The cardiovascular effects of ketamine in hypotensive status. Can Anaesth Soc J 22:339

Ketamin in der Notfallmedizin

K. Ellinger

Einleitung

Notfallmedizin hat nichts mit nur notdürftiger präklinischer Versorgung lebensbedrohlich Erkrankter oder Verunfallter zu tun. Es gilt das Prinzip notärztlicher Versorgung:

- niemals nur notdürftige Therapie,
- adäquate Versorgung ohne Alternative.

Notdürftig präklinisch versorgt sind aber manche schwer verunfallte Patienten immer dann, wenn sie wach, ansprechbar und vielleicht sogar noch in ihrem Fahrzeug eingeklemmt sind, wenn sich der Notarzt lediglich um den Teil der Schocktherapie kümmert, der uns als Volumenersatztherapie bekannt ist.

Dabei werden aber vielen Notfallpatienten Analgetika oder Anästhetika unnötig lange, ja teilweise sogar gefährlich lange vorenthalten.

Die Bedeutung der Analgesie in der Notfallmedizin

Neben einer kurzen, aber umfassenden Erstdiagnose und einer adäquaten Volumentherapie nehmen Analgesie und Anästhesie kombiniert mit Frühbeatmung bei Notfallpatienten vieler Kategorien einen bevorzugten Platz ein. Das therapeutische Ziel beim Einsatz von Analgetika und Anästhetika schon in der präklinischen Phase besteht darin, den Anteil, den der Schmerz an der Bedrohung der Vitalfunktionen einnimmt, zu eliminieren und manche Notfallmaßnahmen, wie technische Rettung, Lagerung oder Reposition von Extremitäten, wirksam zu unterstützen oder gar erst zu ermöglichen. Dies muß natürlich unter dem Aspekt geschehen, daß ein Notfallpatient sowohl hinsichtlich seiner respiratorischen als auch der kardiozirkulatorischen Funktionen schwer einzuschätzen ist, was den Handlungsspielraum des Notarztes in bezug auf seine medikamentösen Therapiemöglichkeiten einschränkt.

Das Anforderungsprofil an ein Notfallanalgetikum

Aufgrund dieser Ausgangslage ergibt sich das Anforderungsprofil, das ein Notfallanalgetikum oder -anästhetikum aufweisen muß:

Anforderungsprofil für Notfallanalgetika, -anästhetika
- einfache Handhabung,
- rascher Wirkungseintritt,
- ausreichende Anästhesie/Analgesie,
- geringe respiratorische und kardiozirkulatorische Nebenwirkung,
- gute Steuerbarkeit.

Es muß leicht zu handhaben sein, der Wirkungseintritt muß rasch erfolgen, auf das respiratorische und kardiozirkulatorische System darf es nur geringe Nebenwirkungen ausüben, und es muß gut steuerbar sein. Überdies stehen unter notfallmedizinischen Bedingungen häufig nur minimale Monitoringmöglichkeiten in Form von Puls-, Blutdruck- und Atmungskontrolle zur Verfügung.

Grundsätzlich wenden wir in der Notfallmedizin Anästhetika oder Analgetika wie auch die anderen Medikamente vorzugsweise intravenös an. Zur systemischen Analgesie/Anästhesie kommen grundsätzlich folgende Medikamente in Betracht:

Medikamente zur systemischen Analgesie/Anästhesie
- peripher wirksame Analgetika,
- zentral wirksame Hypnotika/Analgetika,
- Ketamin.

Die Einsatzmöglichkeiten von Ketamin bei sechs verschiedenen „Prototypen"

Im folgenden sollen die Einsatzmöglichkeiten und die Vorzüge des Ketamins in der Notfallmedizin vorgestellt werden.

Dies soll anhand von sechs verschiedenen „Prototypen" von Notfallpatienten geschehen:

1. der Notfallpatient mit Schädel-Hirn-Trauma,
2. der nicht bewußtseinsgestörte Polytraumatisierte,
3. der Traumatisierte, der über längere Zeit mit einer oder mehreren Extremitäten eingeklemmt ist und vielleicht längere Zeit in dieser Lage verharren muß (Maschinenunfall),
4. das verunfallte, nicht bewußtseinsgestörte Kind,
5. der Patient mit Verbrennungskrankheit,
6. der Asthmatiker im therapieresistenten Status asthmaticus.

Der Notfallpatient mit Schädel-Hirn-Trauma

Eingangs einige Bemerkungen zur Anwendung des Ketamins bei Patienten mit Verdacht auf Schädel-Hirn-Trauma. Es herrscht die Meinung, daß Ketamin beim Schädel-Hirn-Trauma den intrakraniellen Druck (ICP) steigert und somit zu einer Abnahme der zerebralen Perfusion führt und evtl. damit sogar Einklemmungsphänomene auslösen kann. Untersuchungen haben tatsächlich ergeben, daß bei pathologischen intrakraniellen Druckverhältnissen eine Ketamingabe unter Spontanatmung zu teilweise beträchtlichen, plötzlichen ICP-Anstiegen führen kann [7]. Deswegen sei die Gabe von Ketamin bei Verdacht auf Schädel-Hirn-Trauma unter Spontanatmung kontraindiziert.

Neuere Untersuchungen lassen den Schluß zu, daß die Anwendung von Ketamin beim Schädel-Hirn-Trauma unter kontrollierter Beatmung mit mäßiger Hyperventilation ($p_a CO_2$ ca. 32 mm Hg) zumindest bei niedrigen Ketamindosen nicht zu einem Anstieg des intrazerebralen Druckes und damit zu einer Verschlechterung der zerebralen Perfusion führt [7, 8]. Weil aber unter präklinischen Bedingungen eine adäquate Ventilation nicht immer ausreichend schnell gesichert werden kann, sollte Ketamin bei Verdacht auf Schädel-Hirn-Trauma eher zurückhaltend angewendet werden, insbesondere wenn gleichzeitig noch instabile Kreislaufverhältnisse infolge eines Volumenmangelschockes bestehen. Dennoch kann nicht länger aufrechterhalten werden, daß Ketamin beim Schädel-Hirn-Trauma grundsätzlich kontraindiziert ist. Für adäquate Ventilation bzw. mäßige Hyperventilation und ausreichendes intravasales Volumen muß aber gesorgt werden.

Der nicht bewußtseinsgestörte Polytraumatisierte

Bei Polytraumatisierten liegt in aller Regel ein teilweise erheblicher Volumenmangel vor, der vom Notarzt nicht selten unterschätzt wird. Zusätzlich zu den sichtbaren und leicht zu diagnostizierenden Verletzungen können nicht sichtbare, aber schwere, zum hämorrhagischen Schock führende Verletzungen bestehen, wie Beckenfrakturen, intraabdominelle Blutungen, Hämatothorax und Kopfschwartenverletzungen. Ebenso kann die respiratorische Funktion gestört sein, falls ein Thoraxtrauma oder ein Pneumothorax vorliegt. Der Großteil der Patienten ist eingeklemmt und kann nicht sofort, ohne iatrogene Schädigungen zu verursachen, gerettet werden. Der wache Patient leidet unter teilweise stärksten Schmerzen und verspürt Todesangst. Der Notarzt muß als erstes eine orientierende Untersuchung zur Einschätzung des Patienten durchführen, damit er die für das Leben bedrohlichsten Störungen erkennen und auch sofort therapieren kann. Parallel muß eine adäquate Volumenersatztherapie durchgeführt werden. Zusätzlich benötigen alle nichtbewußtlosen Polytraumatisierten eine ausreichende Analgesie und psychische Abschirmung. Dazu eignet sich Ketamin intravenös in niedriger Dosierung von etwa 0,25–0,5 mg/kg KG, wie die folgende Übersicht zeigt:

Dosierung von Ketamin in der Notfallmedizin
- „niedere" Dosierung
  für Rettung und Transport
  0,25–0,5 mg/kg KG,
- „höhere" Dosierung
  nur zusammen mit Intubation und Beatmung
  0,5–2 mg/kg KG je nach Volumensituation,
- Kinder
  1–3 mg/kg KG i. M.

In dieser subanästhetischen Dosis wirkt Ketamin fast ausschließlich analgetisch [5]. Die Patienten bleiben meist wach, selten werden sie somnolent, bleiben aber ansprechbar, kooperativ; es besteht häufig eine kurzfristige Amnesie:

Wirkung von Ketamin am ZNS
- „niedrige" Dosierung: Patient bleibt wach, kooperativ, maximal somnolent, jedoch gute Analgesie,
- „höhere" Dosierung: Narkose (dissoziative Anästhesie).

Bei niedriger Ketamindosis kommt es zu keinen gravierenden Wirkungen auf das kardiovaskuläre System, während höhere Dosen zu einer zentralen sympathomimetischen Stimulation mit Herzfrequenz- und Blutdruckanstieg führen:

Wirkung von Ketamin auf das kardiovaskuläre System
- „niedrige" Dosierung: kaum Veränderungen,
- „höhere" Dosierung: zentral sympathikusvermittelte Kreislaufstimulation: Frequenz ↑RR↑, Blutdruck↑

Diese Effekte erscheinen gerade beim traumatisch-hämorrhagischen Schock günstig [1], weil durch die sympathikomimetische Stimulation ein Blutdruckabfall, der bei anderen Substanzen, wie Barbituraten oder Opioiden erhebliche Ausmaße bei vergleichbaren Situationen annehmen kann, ausbleibt [3]. Andererseits ist die Steigerung von Blutdruck und Herzfrequenz im Schock durch Ketamin sicherlich erheblich geringer als bei normalen Verhältnissen, da im Schock das sympathikoadrenerge System häufig schon maximal stimuliert ist. Es werden sogar Blutdruckabfälle nach Ketamingabe im Schock beobachtet. Dennoch muß die im Vergleich zu anderen Substanzen immer noch relativ große Kreislaufstabilität hervorgehoben werden. Dessen ungeachtet muß im Schock die initiale Ketamindosis drastisch reduziert werden.

Die Auswirkungen von Ketamin in niedriger Dosierung auf das respiratorische System sind gering:

Wirkung von Ketamin am respiratorischen System
- „niedrige" Dosierung: kaum Veränderungen,
- „höhere" Dosierung: Veränderung des Atemmusters, evtl. Atemdepression, CO_2-Akkumulation, Hypoxie, Bronchodilation.

Dennoch müssen alle Hilfsmittel zur Intubation und Beatmung bereitstehen. Es versteht sich von selbst, daß Ketamin nur von dem Notarzt angewendet werden darf, der die Methode der Intubation und Beatmung auch unter erschwerten Bedingungen gut beherrscht. Dies gilt aber für alle anderen Anästhetika auch.

Noch ist aber unser Polytraumatisierter nicht transportfähig notfallmedizinisch versorgt. Die bisher durchgeführte Analgesierung oder Analgosedierung hat lediglich dazu gedient, eine schonende Rettung oder eine adäquate Lagerung durchzuführen. Wegen fehlender objektiver Parameter über Zirkulation und Ventilation sollte jeder Schwerstverletzte nach adäquater Volumenbehandlung zusätzlich frühzeitig intubiert und kontrolliert beatmet werden, insbesondere wenn längere Transportzeiten zu erwarten sind oder gar ein Hubschraubertransport geplant ist. Der positive Effekt einer Frühbeatmung Polytraumatisierter ist durch viele Arbeitsgruppen ausreichend belegt [2]. Als Induktionssubstanz zur Intubation und zur Anästhesieführung kann ebenfalls Ketamin verwendet werden, allerdings muß gerade hier die Dosis dem reduzierten zirkulierenden Volumen angepaßt werden. Von großer Bedeutung ist, daß vor Überdruckbeatmung ein Spannungspneumothorax sicher ausgeschlossen bzw. rechtzeitig erkannt und mit einer Thoraxdrainage versorgt wird.

Der mit einer oder mehreren Extremitäten Eingeklemmte (Maschinenunfall)

Diese Gruppe Traumatisierter braucht dringend noch an der Notfallstelle eine ausreichende Analgesie oder Analgosedierung oder gar Narkose. Der Prototyp dieses Unfallmechanismus ist der sog. Maschinenunfall, bei dem es zur Einklemmung einer oder mehrerer Extremitäten in eine laufende Maschine gekommen ist. Häufig ist eine sofortige Rettung aus dieser Lage nicht möglich, oft muß erst durch Fachkräfte die Maschine zerlegt werden, will man eine Notamputation vermeiden, was immer anzustreben ist. Es ist hierbei nicht nur ein Gebot der Humanität, während dieser Zeit für Analgesie und Analgosedierung [4] zu sorgen, vielmehr wird dadurch eine schonende technische Rettung erst möglich. Als Mittel der Wahl eignet sich hierbei Ketamin i.v. in einer Dosierung von 0,25–1 mg/kg KG, wobei nach Bedarf kleine Dosen durchaus mehrfach repetiert werden können. Evtl. kann mit kleinen Dosen eines kurzwirksamen Benzodiazepinpräparates, z.B. Dormicum, supplementiert werden, wobei in der Notfallmedizin die psychotomimetischen Wirkungen des Ketamins nicht im Vordergrund stehen.

Auch bei diesen Patienten ist bis zur erfolgten technischen Rettung anzustreben, daß der Verunfallte ansprechbar bleibt und die Spontanatmung ungestört erhalten ist. Auf ausreichenden Volumenersatz muß natürlich auch bei diesem Verletzungsmuster geachtet werden.

Das verunfallte nicht bewußtseinsgestörte Kind

Verunfallte Kinder, die sich beispielsweise Extremitätenfrakturen und auch andere Verletzungen zugezogen haben, sind oft unruhig, schreien vor Schmerzen, lassen sich dabei nicht untersuchen und auch keinen dringend notwendigen venösen Zugang legen. Auch eine adäquate Lagerung ist in dieser Situation nicht möglich. Dennoch kann auf alle diese Maßnahmen bei der präklinischen Versorgung nicht verzichtet werden, da ein Verletzungsmuster vorliegt, das eine präklinische Untersuchung, einen venösen Zugang zur Volumentherapie sowie eine Lagerung und evtl. eine Reposition von Extremitäten notwendig macht. In einem solchen Fall können wir ausnahmsweise von unserem Grundsatz abweichen, alle Medikamente intravenös zu verabreichen. Durch Gabe von 1 bis maximal 3 mg Ketamin/kg KG i.m. wird das Kind schmerzfrei, etwas müde und damit auch ruhiger, ohne daß es in aller Regel zu negativen kardiozirkulatorischen oder respiratorischen Effekten kommt. Allerdings müssen auch hier alle

Hilfsmittel zur Intubation und Beatmung bereitliegen. Nach dem Wirkungseintritt sollte sofort ein sicherer venöser Zugang geschaffen werden. Danach kann das Kind untersucht und transportstabil gelagert werden. Evtl. erforderliche Repetitionsdosen von Ketamin können für die Transportphase dann intravenös verabreicht werden. Atmung und Kreislauf bedürfen jedoch eines engmaschigen Monitorings.

Der Patient mit Verbrennungskrankheit

Auch bei Verbrennungen, insbesondere bei großflächigen Verbrennungen, evtl. kombiniert mit einem Inhalationstrauma, kommt es rasch zu einem Mangel an intravasalem Volumen. Hierbei kann Ketamin wegen seiner großen therapeutischen Breite gut als Analgetikum oder in Form einer Analgosedierung eingesetzt werden. Bei Verdacht auf Inhalationstrauma (häufig zu erkennen an schwarzer Zunge oder schwarzen Nasenlöchern) bzw. bei Freisetzung entsprechender Reizgase wie HCl oder Blausäuregase sollten möglichst frühzeitig Intubation und kontrollierte Beatmung erfolgen. Mindestens aber sollte wie bei allen Notfallpatienten sofort eine O_2-Maske mit ausreichendem Sauerstofflow aufgesetzt werden. Unter Gabe von kleinen Repetitiondosen Ketamin wird der Verbrennungspatient dann unter adäquater Volumenzufuhr schmerzfrei in eine Spezialklinik transportiert.

Der Asthmatiker im therapieresistenten Status asthmaticus

Abschließend sei hier noch ein Anwendungsfeld von Ketamin im Rettungsdienst vorgestellt, das vielleicht noch nicht so bekannt ist, nämlich der Einsatz von Ketamin beim schweren therapieresistenten Status asthmaticus. Zunächst stehen für die Therapie des Status asthmaticus eine Reihe von Medikamenten zur Verfügung: dazu zählen Xanthinpräparate (Theophyllin), Sympathomimetika, Anticholinergika, Kortikoide und nicht zuletzt Sauerstoff. Auch bei Kombination verschiedener Medikamente gelingt es manchmal nicht, Intubation und Respiratortherapie zu umgehen. Auch hierdurch ist es vereinzelt unmöglich, eine ausreichende Ventilation zu erzielen. In solchen Fällen wird die Anwendung des dampfförmigen Inhalationsanästhetikums Halothan zur Bronchospasmolyse empfohlen. Hierzu sind teilweise hohe Konzentrationen mit den bekannten negativen Begleiterscheinungen, wie negative Inotropie, Blutdruckabfall und Sensibilisierung gegen Katecholamine erforderlich. Berichte verschiedener Autoren [6] und auch eigene Erfahrungen über die bronchodilatatorische Wirkung von Ketamin lassen diese Substanz als gute Alternative beim therapieresistenten Status asthmaticus erscheinen. Die Dosierung bei dieser Indikation unterscheidet sich grundlegend von den bisher vorgestellten Einsatzgebieten. Es werden initial 5–10 mg/kg KG Ketamin i. v. gegeben, manche Autoren berichten von wesentlich höheren Ketamindosen. Die Dauertherapie kann dann über Spritzenpumpe oder Infusomat erfolgen, wobei auch hier eher sehr hohe Dosen erforderlich sind. Dennoch wirkt sich gerade hier die große therapeutische Breite des Ketamins vorteilhaft aus; es kommt nicht zu wesentlichen Beeinträchtigungen des kardiozirkulatorischen Systems bei jedoch sehr guter Bronchodilatation, wobei dieser Effekt dosisabhängig zu sein scheint. Günstig ist die relativ rasch einsetzende bronchodilatatorische Wirkung, die oft auch auskultatorisch am Wiedereinsketzen von Atemgeräuschen einer vorher fast stummen Lunge zu erkennen ist. Die Ketaminapplikation kann durch Zugabe eines Benzodiazepins ergänzt werden, immer sollte jedoch bei kontrollierter Beatmung ein Muskelrelaxans zur Anwendung gelangen.

Zusammenfassung

Nicht jeder Patient, der von der Leiter fällt und sich eine Sprunggelenkfraktur zuzieht, braucht Ketamin an der Unfallstelle. Die gezeigten Beispiele haben aber verdeutlicht, daß es eine Reihe von Situationen gibt, bei denen es nicht ausreicht, sich mit notärztlicher Untersuchung und der entsprechenden Volumenersatztherapie zufriedenzugeben. Viele Patienten sind trotz des erlittenen Traumas wach, ansprechbar, jedoch von stärksten Schmerzen gequält. Zudem erkennen sie ihre Lage als außerordentlich bedrohlich. Neben dem Schmerz steht Todesangst im Vordergrund. Es gehört deshalb unbedingt zu einer adäquaten Notfallversorgung, den Anteil von Schmerz, Streß und Angst, der das Schockgeschehen negativ verstärkt, frühzeitig und suffizient zu beseitigen. Dazu stehen dem Notarzt Methoden der Analgesie, Analgosedierung und Narkose zur Verfügung. Diese Methoden sind jedoch beim Schockpatienten mit teilweise noch unbekannten Verletzungsmustern nicht ohne Risiko, was das kardiozirkulatorische und respiratorische System anbelangt. Blutdruckabfall, Hypoxie und Ateminsuffizienz sind hierbei konsequent zu vermeiden.

Ketamin ist in derartigen Situationen ein Medikament mit großer therapeutischer Breite und durch sein Wirkprofil dazu geeignet, massive Blutdruckabfälle selbst bei Volumenmangelsituationen mit hoher Wahrscheinlichkeit zu vermeiden. Selbst bei niedrigen Dosen läßt sich eine ausreichende Analgesie, die weitere Notfallmaßnahmen, wie Untersuchung, Rettung, Lagerung und Reposition von Extremitäten erst gestattet, erzielen [4, 9]. Aber nicht nur die Analgesie steht in der Notfallmedizin im Vordergrund. Wir haben uns zum Grundsatz gemacht, jeden Polytraumatisierten möglichst frühzeitig zu beatmen, da wir vor Ort keine objektiven Daten über Zirkulation und Respiration besitzen. Dieses Vorgehen ist allgemein anerkannt. Zur Induktion einer Narkose im Schockzustand eignet sich gut Ketamin, sofern kein massives Schädel-Hirn-Trauma vorliegt. Dennoch ist die Ketaminanwendung auch beim Schädel-Hirn-Trauma nach neuestem Kenntnisstand heute keine absolute Kontraindikation mehr. Obwohl Blutdruck und Atmung durch Ketamin in niedriger Dosierung in aller Regel nicht negativ beeinflußt werden [5], muß dennoch auf Atemstörungen und Blutdruckabfälle geachtet werden. Unter diesen Kautelen hat und behält Ketamin in der Notfallmedizin seinen festen Platz und kann zumindest z.Z. durch andere Substanzen nicht vollwertig ersetzt werden.

Literatur

1. Appe E, Dudziak R, Palm D, Wnuk A (1978) Sympathoneuronal and sympathoadrenal activation during ketamine anesthesia. Eur J Clin Pharmacol 16:91
2. Bond AC, Davies CK (1974) Ketamine and pancuronium for the shocked patient. Anaesthesia 29:59
3. Brückner JB, Patschke D, Reinecke A, Tarnow J (1973) Untersuchungen zur Wirkung von Ketamin im experimentellen hämorrhagischen Schock. In: Gemperle M, Kreuscher H, Langrehr D (Hrsg) Ketamin. Neue Ergebnisse in Forschung und Klinik. Springer, Berlin Heidelberg New York (Anaesthesiologie und Wiederbelebung, Bd 69, S 99)
4. Dick W (1983) Ketanest. Notfallmedizin 9:847
5. Hirlinger WK, Pfenninger (1987) Intravenöse Analgesie mit Ketamin bei Notfallpatienten. Anaesthesist 36:140
6. Jungck E, Klöss T, Polke K, Roewer N (1981) Behandlung des therapieresistenten Status asthmaticus mit Ketamin. Notfallmedizin 7:447
7. Klose R, Hartung H-J, Kotsch R, Walz T (1982) Experimentelle Untersuchungen zur intracraniellen Drucksteigerung durch Ketamine beim hämorrhagischen Schock. Anaesthesist 31:33
8. Pfenninger E, Dick W, Grünert A, Lotz P (1984) Tierexperimentelle Untersuchungen zum intrakranielen Druckverhalten unter Ketaminapplikation. Anaesthesist 33:82
9. Schürmann W, Pfenninger E, Ahnefeld FW (1984) Welche Rolle spielt Ketamin in der Notfallmedizin? Notfallmedizin 10:1435

Podiumsgespräch

Leitung: W. Tolksdorf

Moderation: J. P. Striebel und R. Klose

Indikationen, Kontraindikationen, Anästhesiedauer, Monitoring, ambulante Anästhesie, Techniken, Prämedikation, behinderte Patienten, Aspiration

Striebel: Herr Tolksdorf hat in seinem Vortrag zu den Indikationen für Ketamin ausführlich Stellung bezogen. Das war natürlich ein umfassender Indikationskatalog, den ich aber noch einmal kritisch aufgreifen möchte. Frau Podlesch hat eine Grenze genannt, 30 min, sonst ist ein Overhang spürbar, sonst entstehen Nachteile gegenüber anderen herkömmlichen Narkoseverfahren. Frau Podlesch, sehen Sie auch so viele Indikationen, wenn man einige Gebiete diagnostischer Art und kürzere Eingriffe ausnimmt. Ich denke beispielsweise an die Unfallchirurgie, wo ja allein die Abdeckzeit 30 min in Anspruch nimmt? Zweite Frage: Was war der Grund für die Intubation innerhalb Ihrer Multicenter-Studie?

Podlesch: Ich fange mit der zweiten Frage an: die Intubation war vorgegeben, damit die Anästhesisten, die mit der Intubationsnarkose umgehen, den Umgang mit Ketamin etwas leichter erlernen, d. h. sie müssen sich vom normalen Vorgehen nicht so weit entfernen. Das Vorgehen bei den meisten Narkosen besteht darin, daß man einleitet, Succinylcholin gibt, intubiert, relaxiert und weiter fortfährt mit Stickoxydul oder volatilen Anästhetika. Um zu sehen, inwieweit Ketamin in dieses Schema Eingang finden kann, ist die Intubation empfohlen worden. Zum Teil hat es sich aber auch um intraabdominelle Eingriffe gehandelt, die man sicher nicht in Spontanatmung bzw. Maskenbeatmung durchführen kann. Zur ersten Frage: Die 30-min-Grenze hat sich empirisch auf Grund der postnarkotischen Erholungszeit ergeben. Es ist für die meisten Krankenhäuser sicher eine große Belastung, Patienten mit langer postnarkotischer Erholung zu versorgen. Es ist ein organisatorisches Problem, weniger ein medizinisches, da diese Patienten in der Regel eine ruhige Aufwachphase, einen stabilen Kreislauf und eine ausreichende Spontanatmung haben.

Striebel: Vielen Dank, ich glaube, das war ein wichtiger Hinweis wie man die organisatorische Lücke schließen kann, die dann auch die 30-min-Grenze überschreitet. Ich will jetzt das Auditorium fragen, bestehen zum Thema Indikation, hauptsächlich auch die Kontraindikationen noch Fragen an die Referenten dieses ersten Teil des Vormittags, ich würde Sie bitten, diese Fragen jetzt zu stellen, sonst gehen wir weiter im Programm.

Klose: Zu der Begrenzung auf 30 min. Ich kann eine Ketanestnarkose genauso gut über Stunden hin steuern wie jede Inhalationsnarkose, indem ich einfach in der letzten Stunde nur noch ganz, ganz geringe Mengen nachspritze. Dann werden die Patienten, auch wenn die tiefen Kompartimente aufgefüllt sind, trotzdem relativ rasch wach. Ich möchte die 30 min nicht als Grenze für die Ketanestnarkose stehen lassen. Sie haben selbst gesagt, die Atmung ist gut, es gibt keine Probleme, bei ambulanten Narkosen. Ich meine, von der Substanz her brauchen wir keine Grenzen zu setzen.

Striebel: Ich glaube der Hinweis darauf, daß die Nachsorge des Patients natürlich mit zunehmender Anästhesiezeit mehr an Bedeutung gewinnt, den sollten wir wohl aus den Bemerkungen von Frau Podlesch unbedingt herausziehen; sicher kann man mit Ketamin über Stunden Anästhesie machen. Das haben wir in den 70er Jahren mehr oder weniger empirisch herausbekommen, wenn die Anästhesiezeit im Rahmen der Versorgung von Verbrennungspatienten immer mehr zunahm und wir in den Grammbereich hineinkamen, ein Bereich der eigentlich Neuland war, wo man auch niemanden fragen konnte, ist das gut oder ist das schlecht, ist das jetzt gefährlich oder ab wann wird es gefährlich. – Ja, Herr Tolksdorf?

Tolksdorf: Ja, zu dieser halben Stunde. Sie sagten ja auch eine und eine dreiviertel Stunde. Ich glaube, es hängt auch mit der Midazolamkomponente zusammen. Denn das Midazolam hat, wie Sie wissen, eine sehr kurze β-Eliminations-Halbwertszeit, und die hypnotische Komponente des Midazolams zu Anästhesien hält etwa bei üblicher Dosierung von bis zu 10 mg eine Dreiviertelstunde an. Und ich glaube – das ist zumindest meine Erfahrung, die ich bei spontanatmenden Patienten gemacht habe –, daß die Narkose ganz gut geht bis zu einer Dreiviertelstunde, und wenn es dann länger wird, beobachtet man doch schon Unruhe und wenn man dann das Midazolam nachgibt, ist die Wirkung nicht mehr so gut. Ich glaube diese Begrenzung kommt auch durch die nachlassende Wirkung von Midazolam nach etwa einer Dreiviertelstunde zustande.

Podlesch: Ich glaube, daß die Untersuchungen, die mit der Bolustechnik begonnen worden sind, also Injektionen von Bolus-Midazolam und dann Ketamin, nicht sehr glücklich sind. Ich glaube, daß wir mit einer Infusionstechnik niedriger dosieren können und eine gleichmäßigere Narkose haben und wahrscheinlich diese Zeitgrenze nicht mehr so relevant ist. Mit der Bolustechnik habe ich persönlich erlebt, daß ein Alkoholiker, der besonders viel Narkosemittel gebraucht hat, einen Nachschlaf von 24 h hatte. Man muß also mit einer Kumulation rechnen. Eine Besserung ist sicher die Infusionstechnik, die in manchen Kliniken heute schon vorgenommen wird.

Striebel: Ich möchte eine Frage anhängen. Frau Podlesch, gibt es eine Grenze, wo man die Ketaminnarkose besser abbricht, gerade im Hinblick auf solche Ereignisse? Da würde ich gerne von Ihnen eine Antwort haben. Ab wieviel Milligramm bei solchen Eingriffen? Ich kann einfach sagen, am Anfang, er braucht mehr, Sie geben nach, begründet und berechtigt. Wo ist bei Ihnen die Hemmschwelle, wo Sie sagen, jetzt verlasse ich das Verfahren?

Podlesch: Ich würde aufhören bei 30 mg Midazolam, das ist von der Länge des Eingriffs abhängig, und bei Ketamindosen, die ich häufiger als alle 5–10 min wiederholen muß. Aufhören mit dieser Technik würde ich, wie es in seltenen Fällen notwendig ist, wenn der Blutdruck den Ausgangswert des Patienten um >20% überschreitet.

Striebel: Vielen Dank.

Emrich: Ich glaube, meine Angaben zu den Kontraindikationen, die von Boulton aus dem Jahr 1985 publiziert in der Zeitschrift Anesthesiology stammen, da ist Alkoholkrankheit als eine Kontraindikation zu Ketamin aufgeführt und zwar nicht ohne Grund. Wir verwenden ja öfters als Adjuvans zur Lokalanästhesie in der Handchirurgie das Ketamin, und da haben wir ja häufiger die Patienten, die sagen: Ja, ich trinke etwa 2 Flaschen Bier oder 3 Flaschen. Da weiß man dann nicht genau, ist es jetzt ein Alkoholiker oder ist es keiner. Ich glaube, man kann das sehr gut entscheiden, wenn man Ketamin gibt, und es kommt zu exzessiven Reaktionen, wie Schreien, Brüllen, was wir ja öfters sehen, dann kann man ziemlich sicher davon ausgehen, daß da eine Pathologie, ich denke im Gehirn, vorliegt, weil das Ketamin die spezifische Wirkung hat, den Kortex vom lymbischen System abzuschalten und diese Enthemmung sich bei Alkoholkranken sicherlich ungünstig auswirkt. Deshalb meine Kontraindikation. Auch für die Langzeitanwendung.

Striebel: Ich glaube sicher, wenn man das Delir und seine kardiozirkulatorischen Auswirkungen im Auge hat, ist klar, daß hier das Ketamin aufgrund seiner Wirkungen am Herz-Kreislauf-System auch nicht geeignet sein kann.

Osika: In welchen Dosen wird Ketamin repetiert?

Podlesch: Es wird begonnen in der Regel mit 1 mg/kg KG und 0,5 mg/kg KG nachinjiziert.

Bruners: Ketamingabe bei ambulanten Patienten: Herr Tolksdorf sagte, daß man das ohne weiteres machen könnte. Aus anderen Veranstaltungen weiß ich, daß Ketamin EEG-Veränderungen hervorruft und dort wurde gesagt, daß dies Einschränkungen im ambulanten Bereich bedeutet.

Tolksdorf: Man muß sagen, daß nach einer Kombinationsnarkose Midazolam/Ketamin bis ca. 30 min Dauer für diagnostische und therapeutische Eingriffe, die psychomotoische Leistungfähigkeit spätestens nach etwa 4 h wiederhergestellt ist, natürlich sind die Leute nicht verkehrstauglich, aber sie können in Begleitung nach Hause gehen. – Frau Podlesch hat ja diese psychomotorischen Untersuchungen gemacht.

Striebel: Ja, eben. Gibt es weitere Fragen? Ja, bitte!

NN: Wo würden Sie die Grenze setzen zur Indikation für die Kombination von Ketamin bei Kindern?

Striebel: Würden Sie die Frage bitte präzisieren?

NN: In welchem Alter würden Sie zu Gunsten einer Kombination von Benzodiazepin/Ketamin von der Mononarkose weggehen?

Podlesch: Wir würden generell auf eine Mononarkose verzichten.

Tolksdorf: Zur Kinderanästhesie möchte ich etwas sagen. Es wurde ja früher immer gesagt, die Kinder haben diese psychotomimetischen Reaktionen nicht in dem Ausmaße, aber wir wissen ja, die Kinder können das eben nicht berichten, zumindest Kinder unter 4 Jahren, die nicht in der Lage sind genau zu schildern, was sie erlebt haben. Prinzipiell würde ich davon ausgehen, daß das bei Kindern genauso geht wie bei Erwachsenen. Und wir haben ja bei uns zumindest in einigen Bereichen die Prämedikation mit Midazolam rektal eingeführt – in Aachen machen wir es jetzt noch oral –, und dann würde ich nach der Prämedikation mit einem Benzodiazepin durchaus Ketamin intramuskulär geben und ich würde dann, so mache ich es in der Praxis, wenn ich merke, daß das Kind unruhig wird, geringe Dosen Dormicum i.v. dazugeben. Also, wir prämedizieren alle Kinder über einem Jahr mit Benzodiazepinen. Unter einem Jahr wird es nicht angewendet.

Striebel: Jetzt sind wir schon ganz automatisch in meinen nächsten Punkt hineingerutscht, nämlich kompensatorische Maßnahmen zur Minimierung der Nachteile. Es ist klar, daß bei Kindern solche Erlebnisse auch auftreten können und sind auch belegt. Beim Erwachsenen macht man das natürlich relativ einfach, auf Befragen wird auch geäußert; bei Kindern waren kinderpsychatrische Schritte notwendig, um auch dort alptraumhafte Erlebnisse zu sichern. Da gibt es wohl keinen Unterschied, daß das bei Kindern weniger auftritt. Das ist wohl auch belegt, aber es tritt grundsätzlich auch auf. Mein erster Punkt wäre also, wie vermeide ich diese Traumerlebnisse? Eine Frage an Herrn Tolksdorf, er hat ja auch für den amnestischen Effekt von Benzodiazepinen berichtet. Kann man sich darauf verlassen, daß wir von unseren Patienten alle alptraumhaften Erlebnisse berichtet bekommen oder muß man nicht viel eher davon ausgehen, daß man nur einen Teil berichtet bekommt, ein anderer Teil, zwar erlebt, aber wieder vergessen wird. Wie sieht das aus?

Tolksdorf: Das ist sicher ein wichtiger Punkt, und ich kann hier nicht sagen, ob die Patienten tatsächlich keine Traumerlebnisse hatten oder sie nur vergessen haben. Das wäre auch methodisch sehr, sehr schwierig, also ich kann mir keine Methode vorstellen, das nachzuweisen. Wir können also prinzipiell nicht davon ausgehen, daß beispielsweise Midazolam die Traumerlebnisse verhindert, wir können nur davon ausgehen, daß Midazolam, aus welchen Gründen auch immer, dazu führt, daß die Traumerlebnisse, zumindest unangenehme Traumerlebnisse, verschwindend selten berichtet werden. Die Möglichkeiten sind einmal, daß sie erstens nicht auftreten oder aber, daß sie vergessen werden.

Striebel: Frau Podlesch, wenn Sie Midazolam einsetzen, spritzen Sie diese Substanz vor, warten auch ihre Wirkung ab, um sich in der Dosierung einigermaßen sicher zu sein und addieren darauf das Ketamin oder geben Sie einen fest vorgefaßten Bolus von Midazolam und supplementieren gleich mit Ketamin zur Einleitung, wobei dann später in der Fortführung durchaus eine kontinuierliche Applikation denkbar ist?

Podlesch: Wir selbst geben Midazolam bei Erwachsenen bis zu 0,2 mg/kg KG und spritzen Ketamin 1 mg sofort hinterher. In der Studie ist das anders gelaufen. Dort hat man gewartet bis der Patient schläfrig geworden ist, bis er nicht mehr geantwortet hat und hat dann erst Ketamin gegeben. In unserer Praxis spritzen wir Ketamin anschließend, wobei die Midazolamdosis bei Kindern höher liegt. Bei Kindern geben wir mindestens 0,4 mg/kg KG. Nach unserem Eindruck brauchen Kinder eine höhere Dosis. Die Dosisfindung von Midazolam ist ohnehin etwas schwierig, weil eine große individuelle Streuung besteht.

Striebel: Frage an das gesamte Panel: Machen Sie es irgendwo anders? Ich meine schon, daß es sinnvoll ist, das Midazolam in seiner Wirkung abzuwarten, um auch zu sehen, ob ich in einem guten Dosierungsbereich bin, das kostet etwas mehr Zeit.

Klose: Ich möchte jetzt nicht ausführlich auf das Problem der Prämedikation bei Kindern eingehen. Manches hört sich einfach an, und es ist letztlich in der Praxis doch nicht so: der Saft wird nicht genommen, das Zäpfchen wird nicht genommen, d. h. die Kinder kommen letztendlich unprämediziert und sie erhalten ihr Ketamin i. m. injiziert – ruckzuck – ohne viel Geschrei und dann können wir weiterarbeiten. Ich glaube auch eine Prämedikation muß nicht unbedingt sein, wenn wir mit einer einzigen i. m. Injektion die Narkose einleiten können. Auf der anderen Seite wissen wir, daß das Einschlafen beim Ketanest allenfalls für Sie, den Zuschauer etwas Unangenehmes ist. Für die Patienten selbst ist das Einschlafen unter Ketanest nicht unangenehm. Mir hat nie ein Patient berichtet, daß er da irgendetwas gemerkt hätte. Das Aufwachen ist schlecht! Und wenn wir ein Benzodiazepin routinemäßig vorher geben, dann eigentlich nur um die kardiozirkulatorischen Nebenwirkungen abzuschwächen bzw. wegzunehmen. Wichtig ist, um die psychomimetischen Reaktionen zu verhindern, am Ende der Narkose noch einen Schuß Midazolam zu geben, wenn der Patient aufwacht.

Striebel: Herr Klose, ich will hier noch einmal versuchen, zu präzisieren. Man hätte jetzt den Eindruck gewinnen können, daß Sie nur bei den Patienten Benzodiazepin vorneweg geben, bei denen Sie kardiozirkulatorische Spitzen erwarten. Aus dem Gesamtteil des Vormittags ging eigentlich hervor, daß es obligatorisch ist, Ketamin grundsätzlich nur in Kombination einzusetzen. Darf ich Sie bitten, das mal ein bißchen zu präzisieren? Es war sicher ganz wichtig zu sagen,

Traumerlebnisse, die in der Regel in der Aufwachphase oder kurz vorher eintreten, werden am besten am Ende der Ketaminnarkose angegangen. Aber ist es nicht doch obligatorisch, grundsätzlich bei jeder Ketaminnarkose heute eine Kombination auch schon zum Start zu wählen?

Klose: Das halte ich prinzipiell nicht für erforderlich; der Vorteil wäre bei einer Kombination von Anfang an, daß wir vielleicht einen etwas ruhigeren Schlaf des Patienten haben, daß diese Unruhe, die gelegentlich ja doch unter der Mononarkose auftritt, geringer ist. Aber es geht auch als Mononarkose, und die Kombination ist sicherlich nicht eine absolute Forderung. Denn z.B. im Schock würde ich keinem raten, Midazolam oder irgendwas vorzuinjizieren und dann das Ketanest, sondern da muß das Ketanest rein gegeben werden, initial richtig als Monosubstanz.

Tolksdorf: Herr Klose, es ist ein Muß. Ich muß natürlich Ihre Bemerkung zur Prämedikation kommentieren. Ich muß es einmal klar sagen, eine Prämedikation bei elektiven Eingriffen muß sein und bei Kindern vor allem. Denn gerade in schwierigen Altersbereichen bis zu 4 Jahren werden sie mit der operativen Situation intellektuell nicht fertig, und diese Kinder müssen prämediziert sein. Es wird immer wieder argumentiert, daß aus organisatorischen Gründen die Prämedikation erschwert ist. Das mag sein, und es mag Fälle geben, wo die Kinder unprämediziert in den OP kommen. Aber wir sollten anstreben, daß alle Kinder prämediziert in den OP kommen.

Klose: Hier bin ich genau Ihrer Meinung, die Kinder bekommen eine Prämedikation aufgeschrieben. Nur was tun, wenn sie den Saft dann ausspucken und ich ihn unter Gewalt, unter Schreien einflößen müßte oder wenn das Zäpfchen Angst auslöst? Es gibt Kinder, die keine Zäpfchen gewöhnt sind; und dann bekommen sie das „Ding" erstmals im Krankenhaus, und das ganze Geschrei beginnt. Warum dann nicht eine i.m. Injektion, einmal nur, auf dem Arm der Mutter und das Ganze ist erledigt? Ich bin Ihrer Meinung, man sollte prämedizieren, man sollte dies anstreben, aber es gibt Fälle, wo es eben nur schwer möglich ist und dann geht es auch ohne Prämedikation gerade mit Ketanest.

Tolksdorf: Das sind etwa 10–15%, und da bin ich mit Ihnen einer Meinung.

Emrich: Noch eine Bemerkung dazu. Wir prämedizieren unsere Kinder mit Rohypnol auf Zucker, das wird eigentlich sehr gut genommen, aber trotzdem schlafen sie ja nicht alle, wenn sie in den OP kommen, und ich meine die persönliche Zuwendung zum Kind durch den Anästhesisten oder die Pflegekraft ist sehr viel wichtiger als die chemische Keule.

Striebel: Genau, Zucker, also bei dem Wort „chemische Keule" kann eigentlich nur noch eine Frau etwas dazu sagen. Frau Podlesch wird das Thema Prämedikation bei Kindern von ihrer Seite kommentieren.

Podlesch: Wir betreuen in unserem Hause Patienten mit Lippen-, Kiefer-, Gaumenspalten, das sind Kinder, die vom Säuglingsalter bis zum 20. Lebensjahr zu häufigen Narkosen zu uns kommen müssen. Wenn wir diese Kinder oder Erwachsenen fragen, was sie für unangenehme Erlebnisse aus dem Krankenhaus mitgenommen haben, dann sagen sie in der Regel: schlimm war überhaupt nur die Prämedikation mit der Spritze. Deshalb plädieren wir für die orale oder rektale Prämedikation. Natürlich gibt es Versager, aber das rechtfertigt keine routinemäßige intramuskuläre Spritze, die wir heute in jedem Falle von Kindern fernzuhalten versuchen. Wir raten zur Midazolamgabe, bei Kindern. Ich habe besonders Säuglinge vor Augen, die nach Ketamingabe einen Opistotonus entwickeln, den man sehr gut koupieren kann durch eine vorausgegangene Midazolamgabe. Es sind nicht nur die Kreislaufwirkungen, sondern auch viele andere Nebenwirkungen, die man abschwächt durch Midazolam.

Striebel: Eine Zusatzfrage, Frau Podlesch. Nachdem Sie jetzt gesagt haben, Sie legen auf die i.m. Spritzbarkeit von Ketamin bei Kindern gar keinen Wert, sie prämedizieren Sie gut mit einem Benzodiazepin auf oralem Wege, leiten Sie jetzt intravenös, also mit einer Nadel, grundsätzlich die Ketaminnarkose ein?

Podlesch: Ja, es gibt eine einzige Ausnahme. Wir haben zur Zahnsanierung sehr viel psychotische Kinder und Jugendliche, bei denen infolge Strampelns oder anderer Abwehrbewegungen die i.m. Gabe von Ketamin häufig die geeignetste Maßnahme zur Ruhigstellung und Narkoseeinleitung darstellt. Sonst leiten wir intravenös ein.

Striebel: Das würde ich auch unterstreichen. Mich selbst haben sie hier in Mannheim ausgewählt, diese infantilen Zerebralparesekinder zur CT-Untersuchung zu narkotisieren, das ist jedesmal eine Schlacht. Ich weiß, ich hätte sie gerne abgegeben, aber man kann im Leben nicht alles delegieren. – Gut, ich glaube, wir sind uns einig, daß Kinder prämediziert werden müssen. An diesem Ort wurde vor kürzerer Zeit festgestellt, daß die Prämedikation bei unseren kleinen Patienten ganz wichtig ist. Wir haben über Überhang einiges gehört, es drängt sich die Frage auf, brauchen Patienten, die eine Ketaminnarkose erhalten haben, einen Aufwachraum? Ich weise darauf hin, daß weniger als 35% der Kliniken mit mehr als 500 Betten einen Aufwachraum haben, also ein Problem, das durchaus relevant ist. Nun frage ich, will man Ketanestnarkose machen, auch so im Bereich der Grenzzeiten, halbe Stunde, Stunde, brauchen wir dann einen Aufwachraum? Auch hier würde ich das ganze Panel um Meinungen bitten. Bei Herrn Tolksdorf fange ich an.

Tolksdorf: Die Patienten haben eine etwas längere Nachschlafphase als nach einer barbiturat-induzierten Ethranenarkose. Das ist nicht sehr wesentlich. Die Dauer der Nachschlafphase hängt im wesentlichen ab von der Dosis Midazolam, die man gibt, und ich würde sagen, man muß die Patienten so lange beobachten, bis sie auf Ansprache in irgendeiner Form reagieren, und dann kann man sie auf die Station bringen, das sind in der Regel 10–20 min. Aber so lange, 10 min, müssen wir auch einen Patienten mit einer Maskennarkose mit Ethrane beobachten.

Klose: Ja, ich will das nicht an eine Räumlichkeit binden. Es geht um das Überwachen, bis der Patient wach ist, d.h. auf Ansprache reagiert. Wo das passiert ist gleichgültig, nur adäquate Überwachung!

Podlesch: Wir haben auf der Kinderstation einen speziellen Überwachungsraum, wo die Kinder liegen. Eine Überwachung halte ich in jedem Falle für notwendig, weil gelegentlich, infolge der Hypersalivation, noch ein Laryngospasmus auftreten kann; also Überwachung in jedem Falle bis zur vollen Rückkehr der Schutzreflexe.

Striebel: Gut, das schien mir wichtig, daß Ketamin hier keine Ausnahme macht. Es ist sicher gleichgültig, wie Sie das im Betrieb organisieren, hier ist es ökonomisch, es zentral zu organisieren, sozusagen im Aufwachraum durchzuführen. Um die Runde dann zu beenden, will ich als letztes Problem die Aspiration in den Raum stellen. Ketamin hat ja ein Attribut, es erhält die Schluckreflexe, Hustenreflex bleibt erhalten, und man könnte nun leicht der trügerischen Hoffnung verfallen, daß man damit aus einem bei Anästhesisten ja sehr gefürchteten Problemkreis herausgetreten ist. Aspiration gibt es nicht. Auch die Frage hier an alle Referenten, würden Sie dem zustimmen, daß auch unter Ketaminnarkose eine Aspirationsgefahr grundsätzlich gegeben ist, wenn der Patient sein Bewußtsein verloren hat? Ich schließe also jene Ketanestnarkosen mit Absicht aus, die so flach sind, daß das Bewußtsein erhalten bleibt. Wenn der Patient bewußtlos ist, ist er auch unter Ketamin aspirationsgefährdet. Fangen wir bei Frau Podlesch an.

Podlesch: Ich entsinne mich an eine schöne Arbeit, wo in Ketaminnarkose dem Patienten ein Kontrastmittel in die Mundhöhle gegeben wurde und hinterher nachgewisen wurde, daß, ich glaube 20% der Patienten dieses Kontrastmittel doch in der Lunge hatten. Eine Aspiration ist sicher möglich.

Striebel: Sie bitte, Herr Tolksdorf!

Tolksdorf: Ich bin der Meinung, daß es dosisabhängig ist. Wenn der Patient ansprechbar bleibt, hätte ich keine Bedenken, eine Radiusfraktur zu reponieren, wenn die Analgesie ausreichend ist, aber wenn wir eine tiefere Anästhesie machen müssen, hätte ich sehr viel Respekt vor der Aspirationsgefahr; diesen Patienten würde ich auf jeden Fall intubieren.

Klose: Ich verschlucke mich manchmal, obwohl ich nicht in Narkose bin, die Möglichkeit zu aspirieren und zu husten, besteht unabhängig von einer Narkose. Der Trugschluß war wohl: der Schluckreflex bleibt bei dem Patienten in Ketanestnarkose erhalten, also kann er nicht aspirieren. Das stimmt eben nicht. Ein nicht nüchterner Patient ist aber sicherlich mit Ketanest besser versorgt als mit einem anderen Narkotikum. Wenn wir notfallmäßig vor der 6-h-Grenze für die Nahrungskarenz eingreifen müssen, dann – so glaube ich – hat man trotz allen Vorbehalten mit Ketanest ein relativ sicheres Narkotikum. Aber das schließt nicht aus, daß der Patient aspirieren kann.

Tolksdorf: So, vielen Dank. Ich gebe jetzt die Moderation weiter, und wir diskutieren jetzt den Notfall- und den intensivmedizinischen Teil. Mir ist aufgefallen, daß aus dem Publikum relativ wenig Fragen kamen, ich kann mir vorstellen, daß in dieser zweiten Hälfte doch mehr diskutiert werden kann.

NN: Ich hätte noch zu dem letzten Punkt eine Frage: Würden Sie den Patienten nicht doch intubieren, wenn er nüchtern oder nicht 6 h nüchtern gehalten werden kann?

Klose: Bei der Narkose sicherlich, zur Induktion der Narkose würde ich Ketanest nehmen. Aber z. B. im Rahmen der Lokalanästhesie, dort wo eine Plexus- oder andere Leitungsanästhesie nicht komplett sitzt und wir nur supplementieren, also geringe, subanästhetische Dosen geben, würde ich sicherlich nicht intubieren.

Tolksdorf: Vielleicht sollte man dazu eben auch noch sagen, ein Aspirationsproblem ist bisher immer gegeben in der Geburtshilfe, und wenn es beispielsweise zu notfallmäßigen Sektiones kommt, muß man auf jeden Fall intubieren. Wenn zu Durchgangsnarkosen bei der Geburt eine Anästhesie notwendig wird, würde ich mich auch nicht auf das Ketamin verlassen, sondern auch da würde ich die Atemwege sichern durch Intubation, aber wenn wir z. B. post partum eine manuelle Plazentalösung analgesieren müssen, hielte ich es schon für vertretbar, wenn man da bei flacher Narkose nicht intubiert.

Notfallmedizin/Intensivmedizin

Klose: Wir kommen zum zweiten Teil. Ketamin zum einen in der Intensiv-, zum anderen in der Notfallmedizin. Ich habe mir überlegt, wo ist das Gemeinsame? Das Gemeinsame ist eigentlich, daß in beiden Bereichen mit subanästhetischen, subnarkotischen Dosierungen gearbeitet wird. „Low-dose" kann man das aber auch schon nicht mehr nennen. Sie Herr Emrich hatten „low-dose for longterm" verabreicht. Im Grunde genommen, kommen wir dann in recht hohe Dosierungen, wenn wir aufaddieren. Das ist schon wieder ein Unterschied. In der Notfallmedizin haben wir es eigentlich mit der Substanz relativ einfach. Sie wird zeitlich begrenzt gegeben, in der Regel nur einmal, vielleicht eine zweite Injektion, aber relativ wenig Substanz insgesamt. Wir haben kaum mit Interaktionen zu rechnen, denn wir haben wahrscheinlich auch sonst nicht viele Medikamente, in der Notfallmedizin. Das Entscheidende in der Notfallmedizin sind eigentlich mehr die Randbedingungen. Das haben wir in Bildern von Herrn Ellinger gesehen; wie kommen wir an den Patienten heran? Wie muß man notfalls die Atemwege sichern? Also die Gesamtsituation an der Unfallstelle. Das macht das Handeln schwierig. Ich glaube, wir werden Herrn Ellinger ausquetschen müssen, nach irgendwelchen Rezepten, für die Notfallmedizin die er uns vielleicht geben kann. In der Intensivmedizin hingegen haben wir die Langzeitanwendung, da wissen wir kaum noch etwas. Was macht die Substanz über Tage, vielleicht über Wochen gegeben? Welche Interaktionen bestehen? Herr Reimann wird vielleicht etwas sagen können über die Interaktionen, über Gewöhnung usw. In der Intensivmedizin haben wir auch eine wunderbare Überwachung. Kein Patient wird so gut in all seinen Reaktionen überwacht wie auf der Intensivstation. An der Unfallstelle hat der Arzt oft nur seine Hand am Puls. Da werden wir zwangsläufig andere Maßstäbe an ein Anästhetikum anlegen müssen. Aus dem was Herr Ellinger gesagt hat, möchte ich zwei Punkte herausgreifen. Zunächst die Frage: muß Ketamin mit einem Benzodiazepin kombiniert werden? Auch Sie haben immer von der psychischen Abschirmung gesprochen.

Ellinger: In der Notfallmedizin muß Ketamin sicherlich nicht zwangsweise mit einem Benzodiazepin kombiniert werden, ganz im Gegenteil. Ich würde bei dieser unklaren Lage, wo auch noch Bewußtseinsänderungen möglich sind, eher auf die Gabe des Benzodiazepins verzichten, weil der psychotomimetische Effekt in der Notfallmedizin sicherlich nicht im Vordergrund steht.

Tolksdorf: Im Rahmen dieser Filmarbeiten im Rettungswesen, die wir ja initiiert und gemacht haben, gab es Patienten, denen Ketamin am Unfallort gegeben wurde und die danach interviewt wurden. Was haben diese Patienten denn berichtet?

Ellinger: Es war teilweise so, daß selbst bei Anwendung geringer und geringster Dosen von Ketamin bei doch eigentlich recht vielen Patienten eine Amnesie aufgetreten ist; wir haben vom Unfallgeschehen, auch von der technischen Rettung, bei der wir es hauptsächlich angewendet haben, keine negativen Berichte erhalten, obwohl die Verunfallten ihre initiale Lage als bedrohlich empfanden.

Daub: Herr Ellinger, Sie haben das Ketamin primär als Analgetikum und nicht als Narkotikum eingesetzt und nicht intubiert. Jetzt ist die Frage an Sie, glauben Sie, daß das Ketamin das besser steuerbare Analgetikum im Vergleich zu den Opioiden ist? Wenn Sie das Ketamin zu stark dosieren, erhöhen sie die Sedierung, und der Patient ist nicht mehr ansprechbar. Wenn Sie das Morphin zu hoch geben, dann können Sie immer wieder aufwecken und ihn zum Atmen auffordern, was im Notfall eigentlich einfacher ist als ihn in einer intubationsunmöglichen Lage zu intubieren.

Ellinger: Dazu muß ich ein klares Wort sagen. In intubationsunmöglicher Lage darf Ketanest maximal in Dosen bis 0,5 mg/kg KG je nach Volumensituation angewendet werden, nicht höher. Keine narkotischen Dosen, sondern analgetische Dosen. Jeder Polytraumatisierte wird nach erfolgter technischer Rettung aufgrund fehlender objektiver Parameter über Atmung und Kreislauf – wir können draußen noch keinen Astrup machen – intubiert. Frühbeatmung Polytraumatisierter ist, glaube ich, hier das Stichwort, und es werden immer noch viel zu viele Polytraumatisierte wach im protrahierten Schock eingeliefert, eben weil die Volumensituation vor Ort unterschätzt wurde. Natürlich soll es nicht so sein, daß der Patient zwar gut beatmet ist und eine gute Narkose hat, aber nur einen venösen Zugang und lediglich 500 ml Ringer-Lösung intravasal. Beides muß stimmen.

Klose: Herr Ellinger, Sie haben eine ganze Menge Bilder gezeigt von stehenden Patienten, die eingeklemmt waren, die gar nicht hinzulegen waren. Sie schätzen das Gewicht dieser Patienten, Sie geben diesen Patienten 0,5 mg/kg KG Ketamin, ja, und das wirkt nicht. Der Patient schreit weiter, vielleicht schreit er sogar noch mehr, weil er jetzt seine Situation erkennt, was machen Sie.

Ellinger: Ich glaube, da muß man das Traumamuster unterscheiden. Einer der mit einer Extremität eingeklemmt ist und steht, der muß natürlich auch unterstützt werden, und zwar durch Helfer. In Einzelfällen kann man, falls die Bewußtseinslage nicht allzu unklar ist, sich mit Ketanest langsam höher heranschleichen. Ich habe auch gesagt: evtl. kann man aber in sehr niedriger Dosierung bei dieser Indikation auch ein Benzodiazepin dazugeben.

Daub: Warum kein Opioid?

Ellinger: Beim Opioid hätte ich doch Bedenken, daß es evtl. zu Interaktionen käme, vielleicht zu einer Atemdepression, die ich dann sicher ganz schlecht beheben könnte.

Daub: Es gibt doch Narcanti!

Ellinger: Sicherlich auch das ist ein denkbarer Weg, den man zwar im Rahmen eines Podiumgespräches nicht ausschließen kann, der aber in der Praxis nicht sinnvoll ist.

Tolksdorf: Um auf diese Frage von Herrn Daub einzugehen. Er ist ja relativ neu hier in unserer Gegend, und ich möchte ihn sehr herzlich willkommen heißen! Er ist der neue Chefarzt des Institutes für Anästhesie in den Städt. Krankenanstalten Karlsruhe und mein Vorgänger in Aachen. Er hat diese Frage gestellt aufgrund von Untersuchungen, die er gemacht hat mit seinen Mitarbeitern: die intravenöse Gabe von relativ hohen Dosen Fentanyl und auch Alfentanil zur Stoßwellenlithotrypsie. Vielleicht sollten wir ihm Gelegenheit geben, kurz darüber zu berichten, was dies auf die Atmung und den Kreislauf macht. Daher kommt nämlich, glaube ich, auch diese Frage. Daß die intravenöse Opioidgabe vielleicht doch nicht so bedrohlich ist, wie wir das einschätzen.

Daub: Ich tue das natürlich sehr gerne, aber das würde doch vom Thema wegführen. Ich finde nur die Frage, die ich zuvor gestellt habe, wurde nicht ausreichend beantwortet. Glauben Sie, daß die Vorhersagbarkeit der Wirkung des Ketamins gerade bei einem polytraumatisierten Patienten in dieser Situation genau sein kann, wenn Sie 0,5 mg/kg KG Ketamin geben oder wenn Sie z.B. 4 µg Fentanyl/kg KG geben? – Das ist die Frage. Wobei ich glaube, wenn das Ketamin zu stark wirkt, dann schläft Ihr Patient, ist nicht mehr erweckbar und müßte eigentlich intubiert werden. Wir kennen das. Wenn das Fentanyl in dem Fall – die Ansprechbarkeit ist bei all diesen Opioiden relativ groß – zu hoch dosiert ist, brauchen Sie nur zu sagen: Atme mal tief durch! Dann tut der Patient das!

Ellinger: Und der Blutdruck ist um 60% abgefallen.

Daub: Das ist ja das, was ich eigentlich hören wollte!

Ellinger: So lasse ich mich nicht festlegen. Ich verstehe, was Sie gemeint haben. Ich glaube, man kann es nicht in jedem Fall voraussagen, welches das günstigere Analgetikum ist. Fentanyl in relativ niedriger Dosierung oder das Ketamin! Es gibt da kein Kochrezept, zumal sehr viele Parameter zu unklar sind. Aber eines ist sicher: gerade in der Initialphase ist ja die Volumensituation oft das Ungeklärte, und dann sind gerade nach Gabe von Opioiden relativ kräftige Blutdruckabfälle beschrieben, die sich dann auf die Perfusion der wesentlichen Schockorgane sehr negativ auswirken.

Striebel: Ich widerspreche ja ungern den eigenen Mitarbeitern. Aber, Herr Ellinger, ich glaube, man muß jetzt doch sagen, es gibt ein ganz klares Konzept. Aus der täglichen Erfahrung weiß es eigentlich jeder, der beim hypovolämischen Patienten mal mit 0,3 Fentanyl startete, der hat dann gleich was zu tun. Wenn die Situation noch unklarer ist beim Unfallopfer und Sie starten mit den analgetischen Opioiddosen, die Sie brauchen, haben Sie wahrscheinlich das, was Herr Daub sagt, einen Patienten, der mit Kommandoatmung Ihnen noch einiges vorführt, aber wir haben einen Kreislauf, der ein zweites Problem bekommen hat, nämlich auf die Wirkungen der Opioide nun reagieren zu müssen, und Sie haben schlechte Blutdruckverhältnisse. – Sie haben einen Patienten, der möglicherweise gleich anfängt zu brechen und da, wo Sie diese Probleme schlecht einschätzen können, bringt uns doch Ketamin einmal eine gute Analgesie und zum zweiten, das, was wir an Kreislaufstütze z. T. vom Organismus ja schon produziert bekommen, nämlich Katecholamine, enggestellte Gefäße, eine Frequenzzunahme, Erhöhung des HZV zur Erhaltung des HZV. Da scheint mir das Ketamin die bessere Alternative, die sichere Alternative, und die Opioidgabe ist mit Sicherheit das Riskantere, zumal Sie viele Dinge, so wie es Herr Ellinger eigentlich auch gesagt hat, schlecht einschätzen können. Also da meine ich, ist ein ganz klares Wort zu reden, hier sollte man Ketamin den Vorzug geben.

Reimann: Ich möchte noch ganz kurz etwas zur Atmung sagen. Dazu sind im letzten Jahr zwei Arbeiten erschienen, und ich fürchte, daß die Gefahr eines Atemstillstands zu sehr hochgespielt wird. Diese Arbeiten zeigen, daß Ketamin kaum Einfluß auf die Atmung hat. In einer Arbeit sind Atemstörungen beschrieben, wo jedoch aufgrund der Atemgasanalyse vermutet wird, daß diese apnoischen Phasen eher aufgrund zu guter Ventilation, zu „guter" Blutgase auftreten. Ein Atemstillstand ist bei diesen geringen Dosen kaum zu befürchten.

Klose: Ich glaube, Herr Striebel hatte schon das Richtige gesagt, daß wir mit Ketamin in diesen Situationen – z. B. stehender oder eingeklemmter Patient, an den man nicht herankommt – mit Ketanest auf der sicheren Seite stehen, wobei, aber im Einzelfall vielleicht, auch einmal ein Opiat ausreichen würde. Insgesamt bietet Ketanest uns doch eine größere Sicherheitsspanne – Das nächste Problem ist der Schock bzw. das Schädel-Hirn-Trauma. Hier nimmt Herr Ellinger eigent-

lich relativ klar Stellung. Er hat gesagt, wir dürfen Ketanest bei Verdacht auf ein
Schädel-Hirn-Trauma geben. Habe ich das recht verstanden?

Ellinger: Ja und nein. Eine Sache mahnt eher zur Zurückhaltung: In der Notfallmedizin kann man in der Intitialphase nicht garantieren, daß von der respiratorischen Seite sofort optimale Bedingungen herrschen. Es kann auch beim Patienten mit Schädel-Hirn-Trauma zu Intubationsproblemen kommen, es kann zusätzlich noch eine pharyngale Blutung vorliegen, und wenn Sie dann mit CO_2-
Anstieg oder mit O_2-Abfällen rechnen müssen, ist sicherlich das Ketamin von
relativ großem Risiko.

Emrich: Und zwar betrifft uns das auch persönlich, wenn wir mit dem Hub-
schrauber einen Schädel-Hirn-Verletzten nach Mannheim bringen, da stellt sich
ja immer die Frage, was geben wir am Unfallort, wenn der Patient unruhig ist.
Mit Trapanal, da heißt es, seine Bewußtseinslage wird verschlechtert; Fentanyl,
da heißt es, man verschlechtert die Bauchsymptomatik; Ketamin ist wegen Hirndruckanstieg kontraindiziert – was bleibt einem da?

Ellinger: Ich weiß, daß sehr häufig bei uns kritisiert wird. Aber teilweise ist diese
Kritik auch gar nicht so berechtigt. Ich würde sagen, ein Schädel-Hirn-Trauma-
Patient, der intubiert kommt, der relaxiert ist, der vielleicht auch Trapanal hat,
da gibts nichts zu kritisieren, das braucht er einfach, und er muß dann eben ins
CT. Ein Polytraumatisierter mit Bauchtrauma und Ketanestnarkose, vielleicht
noch in kleinen Dosen Benzodiazepin, da gibt es ebenfalls nichts zu kritisieren.
Man muß dann etwas mehr Diagnostik treiben. Man muß etwas früher seinen
Ultraschall auspacken. Man muß vielleicht etwas früher ins CT gehen. Aber
dennoch, an der grundsätzlichen Gabe von Anästhetika oder Narkotika führt in
der Notfallmedizin kein Weg vorbei.

Klose: Damit wir nicht zu weit ins Polytrauma kommen, wieder zurück zum
Schädel-Hirn-Tauma. Sie haben den intrakraniellen Druck genannt aber das ist
nur eine Größe, entscheidend ist ja der zerebrale Perfusionsdruck. Wenn Sie
einen Patienten haben – und jetzt komme ich auf eine Untersuchung, die wir vor
Jahren gemacht haben zu sprechen –, (R. Klose, H-J. Hartung, R. Kotsch, Th.
Walz, Anästhesist 31:33–38, 1982) wenn Sie also einen schockierten Patienten
haben mit einem Schädel-Hirn-Trauma, mit einer intrakraniellen Druckerhöhung, dann wird der Perfusionsdruck druckpassiv vom Aortendruck abhängig.
Das bedeutet, sobald der Aortendruck runtergeht, geht auch der Perfusionsdruck runter. Wenn Sie den Aortendruck anheben, dann geht auch der Perfusionsdruck hoch, natürlich auch der intrakranielle Druck, weil in das Gehirn
wieder Blut hineinkommt, Gottseidank! – Nun haben wir in diesen Tierversuchen festgestellt, daß selbst wenn wir die Tiere retransfundieren, also ganz
normale Schocktherapie machen, weitaus höhere intrakranielle Druckanstiege
auftreten als mit 0,5 mg/kg KG oder weniger Ketanest. Das bedeutet, wenn Sie
postulieren; ich darf keine intrakranielle Drucksteigerung haben, dann dürften
Sie auch keine Infusion anhängen. Auf der anderen Seite: wenn Sie jetzt dem
Patienten Trapanal geben und er rutscht weiter mit seinem Aortendruck herun-

ter, vielleicht auf einen Aortendruck von 50 bis 40 mm Hg, dann haben Sie das letzte, was noch überhaupt ins Gehirn gehen kann, weggenommen. Die Situation ist deletär. Wenn der Patient ins Krankenhaus kommt, dann heißt es, der verstirbt oder hat ein zerebrales Defizit, obgleich er ein Barbiturat gehabt hat. Bekommt er Ketanest in dieser Situation und er hat ein Defizit, dann heißt es: weil er Ketanest bekommen hat, hat er dieses Defizit. Ich glaube, so einfach kann man das nicht sehen. Man hat ja auch unterschiedliche Areale im Gehirn, die einen besitzen ihre Autoregulation nicht mehr, die anderen reagieren noch. Aber wenn der Patient eine schwere Kontusion hat, dann können Sie die Autoregulation überhaupt nicht mehr voraussetzen, dann wird die ganze Gehirndurchblutung druckpassiv, und zu dieser Situation, so meine ich, ist eine Substanz wesentlich, die den Druck zwar nicht exzessiv anhebt, das tut ja Ketanest im Schock ohnehin nicht, sondern den Druck hält und nicht noch weiter absinken läßt. Gerade der Perfusionsdruck ist entscheidend! Und man kann nicht einfach postulieren, Ketanest sei kontraindiziert bei einem Schädel-Hirn-Trauma.

Striebel: Ich glaube, die Maxime daß man einen Hirndruck nicht steigern soll, ist wohl jedem klar. Wir müssen aber differenzieren, ob wir zu einer Operation unter stabilen Kreislaufverhältnissen ein Anästhesieverfahren wählen sollen, das möglichst hirndruck-neutral sein soll – da ist möglicherweise Ketanest nicht das Mittel der ersten Wahl! Wenn wir aber dieses Problem auf den Notfallort übertragen, so sind ja dort immer zwei Probleme zu beachten, nämlich der von Herrn Klose angesprochene Perfusionsdruck, der in der Regel nicht ausreichend ist, und der sich aufgrund des Traumas entwickelnde Hirndruck. Den Hirndruck allein können wir ja fast nie sofort behandeln, sondern wir können nur den Gegenpartner, nämlich den Perfusionsdruck soweit anheben, daß er immer noch eine Gewebeperfusion ermöglicht, und da liegt dann das Problem am Notfallort und damit auch die Begründung für die Wahl eines Medikamentes, das den Perfusionsdruck anhebt und damit auch die Rechtfertigung. Das sind zwei ganz verschiedene Dinge, die wir auseinanderhalten müssen.

Tolksdorf: Ich glaube das Problem in dieser Beziehung ist einfach das: Wann entscheide ich mich vor Ort für eine meines und Ihres Erachtens pathophysiologisch sinnvolle Handlung gegen noch vorzufindende pauschale Aussagen in anästhesiologischen Lehrbücher?

Klose: Dazu müssen sie wissen, was in Ihrer Black Box, dem Gehirn, in dem Augenblick pathophysiologisch passiert, und das wissen Sie ja meistens nicht.

Daub: Kann uns denn Herr Reimann vielleicht sagen, wieso der Hirndruck ansteigt? Durch welchen Mechanismus? Wenn man den Mechanismus kennt, könnte man vielleicht überlegen, was sinnvoll oder was nicht sinnvoll ist.

Klose: Es ist wohl im Grunde genommen die Blutfülle, das Blut, das wieder hineinkommt. Es ist kein Ödem, in der frühen Phase mit Sicherheit nicht, sondern ist einfach eine Hyperämie. „Kongestion" wie die alten Chirurgen das nannten.

Daub: Das ist ja eher positiv!

Klose: Ja natürlich, und diesen Hirndruckanstieg haben Sie noch stärker als gesagt mit Ihrer Infusionstherapie, und wenn Sie dann noch Ketanest (1 mg/kg KG) draufsetzen nach Behebung des Schockzustandes, dann haben Sie einen zusätzlichen Anstieg um weniger als 3 mm Hg. Das ist sicherlich nicht die wesentliche Gefahr.

Klose: Schlußwort zu diesem Punkt, Herr Ellinger, bitte!

Ellinger: Ich habe nie behauptet, daß es günstiger wäre, einen Schädel-Hirn-Trauma-Patienten mit Trapanal vor Ort zu intubieren. Das ist sicherlich das ungünstigste Vorgehen. Bei unklarer Volumenlage kommt es zu exzessiven Blutdruckabfällen! Aber vielleicht gibt es auch noch Alternativsubstanzen wie das Etomidate.

Klose: Jetzt zur Intensivmedizin. Herr Langrehr hat einmal gesagt, Analgosedierung kann nicht Fortführung der Anästhesie mit anderen Mitteln sein. In der Anästhesie haben wir Patienten, die wir recht schematisch behandeln können. In der Intensivmedizin muß man sich fragen, ob je der Patient zur gleichen Zeit, die gleiche Sedierung, z.B. Ihr Schema, oder ob die Ärzte oder die Schwestern immer das gleiche brauchen. Variieren Sie, müssen Sie variieren oder braucht der Patient wirklich so ein Schema?

Emrich: Sicherlich nicht unbedingt, aber als ein Vorteil imponiert die einfache Handhabung. Dies halte ich für einen wichtigen Gesichtspunkt bei einer insgesamt komplizierten und komplexen Intensivtherapie. Der zweite wesentliche Vorteil dieses Schemas im Vergleich zu anderen Analgosedierungsmethoden liegt m.E. in der geringen Interaktion mit der Spontanatmung. Ich habe mich in meinem Vortrag vor allem auf die Situation bei Schwerverbrannten bezogen. In diesem Kollektiv sind auch Patienten, die von der pulmonalen Situation her nicht einer Intubations- und Respiratortherapie bedürfen, aber einer potenten Analgosedierung oder aber Patienten, die sich in einer schwierigen Lagerungssituation befinden, wo sie sich, um die Transplantate nicht zu gefährden, nicht stark bewegen dürfen, aber Schmerzen haben. Diese Patienten bekommen unser Analgosedierungsschema, und zwar individuell dosiert bis in die Höhe, die ich als maximal genannt habe: 10 ml pro Stunde wurden mehrfach ohne Atmungsprobleme toleriert. Andererseits war diese relativ hohe Dosierung per se bislang nie ein Grund zu beatmen. – Wir verwenden dieses Analgosedierungsschema natürlich auch auf der unfallchirurgischen Intensivstation. Dort meine ich, sieht die Situation etwas anders aus. In der Mehrzahl scheint das Schmerzempfinden bei unfallchirurgischen Patienten weniger stark ausgeprägt zu sein, als bei Schwerverbrannten. Oft reicht schon eine milde Sedation aus, um eine Respiratortherapie begleitend zu unterstützen. Treten allerdings starke Schmerzen hinzu, was wir an der Unruhe, Hypertonie und Tachykardie des Patienten in etwa abschätzen können, dann müssen wir bisweilen auch da in Dosisbereiche, wie ich sie für die Schwerverbrannten genannt habe.

Striebel: Herr Emrich, meine Frage betrifft Ihre Dosierung. Wenn ich das recht in Erinnerung habe, haben Sie gesagt, Sie starten so im Mittel mit 0,5 mg/kg KG. War das richtig und später habe ich gesehen, pro Stunde liegen wir dann doch im Bereich 160, 180. Das ist irgendwo mit dem „low-dose" nicht so ganz gut vereinbar. Können Sie das mal besser erläutern?

Emrich: In der Literatur, wo die wohl größte Untersuchung von Langrehr selber stammt, sind mittlere Erhaltungsdosen genannt, die bei etwa 0,5 mg/kg KG pro Stunde liegen. Wir beginnen bei Schwerverbrannten mit höheren Dosen, was aber auch noch als „low-dose" gilt, mit 1,7 mg/kg KG pro Stunde, um dann nach oben oder unten zu variieren. Aber ich glaube, viel wesentlicher ist bei der Langzeitanwendung unsere Beobachtung, daß offensichtlich eine Enzyminduktion in der Leber stattfindet, dementsprechend der Wirkspiegel von Ketamin sowie Norketamin im Plasma über die Zeit abfällt. Das erklärt u. a. auch, warum dann Dosiserhöhungen notwendig werden, angepaßt an den Bedarf des Patienten, und eines habe ich noch nicht erwähnt, was ich in einer anderen Arbeit gefunden habe: der Grad der Beeinträchtigung der Atmung und der Bewußtseinslage scheint plasmaabhängig zu sein. Wenn ich mich recht erinnere, scheint der Patient nach Ketamin-Narkose bei einem Plasma-Ketaminspiegel zwischen 650 und 1000 ng/ml wach zu werden. Vielleicht ist die Dosisanpassung bei Langzeitanwendung notwendig, um den Plasmaspiegel des Ketamins über diesen Werten zu halten.

Klose: Danke schön. Frage an den Pharmakologen. Ja, Enzyminduktion, nach den Plasmaspiegeluntersuchungen müßte es eine geben.

Reimann: Dazu muß ich sagen, im Moment können wir das noch nicht beurteilen. Es bestehen grundsätzlich verschiedene Möglichkeiten, daß bei unterschiedlichen Patientengruppen verschiedene Dosierungen angewendet werden müssen. Einerseits könnte eine Enzyminduktion dahinterstehen, andererseits kann es auch sein, daß sich die Plasma-Eiweißbindung von Ketamin ändert, z. B. kann das α-Azidglykoprotein (AAG) erhöht sein, an das das Ketamin stärker als an die anderen Plasmaproteine bindet. Zum anderen können diese Probleme auch mit dem pK_a-Wert des Blutes zusammenhängen. Der pK_a-Wert von Ketamin liegt bei 7,5. Wenn das Blut jetzt etwas saurer wird, kann z. B. die Penetration in das Gehirn geringer werden. Das sind aber alles Fragen, deren Beantwortung sich hoffentlich aus laufenden Studien ergibt.

Kemmer: Wenn man von der klinischen Beobachtung ausgeht, dann muß man ja sagen, daß es auch bei den Opiaten im Verlauf der Therapie bei Verbrennungspatienten immer zu einer wesentlichen Dosiserhöhung kommt, etwa zur Resorptionsphase, und eine ähnliche Beobachtung gilt auch fürs Ketamin. Ob man daraus jetzt auf eine Enzyminduktion schließt oder andere Mechanismen die Ursache sind, ich glaube, das kann man zum gegenwärtigen Zeitpunkt nicht entscheiden. Die Frage der Dosis überhaupt, – in der Literatur gibt es bisher ja nur Angaben von allgemeinen Intensivpatienten, allgemeinchirurgischen Intensivpatienten – und die Angaben oder die Dosierung, die ähnlich angegeben waren, beziehen sich nur auf die Verbrennungspatienten, wo eine wesentlich höhere Dosierung notwendig ist. Das ist auch eine Dosierung, die empirisch gefunden ist. Wir haben zunächst versucht, mit den in der Literatur angegebenen Dosierungen auszukommen und sind damit nicht hingekommen.

Klose: Gut, aber letztendlich kann man doch sagen, daß wir unterschiedliche Patienten haben, ob das nun ein Verbrannter ist oder ob das polytraumatisierte Patienten sind, bei denen wir uns individuell eine Dosierung suchen müssen, wobei wir natürlich Anhaltswerte haben, hier beim Verbrannten 6 ml/h, als fixe Mischung oder aber eben 3 ml/h bei einem Patienten, der polytraumatisiert ist. um diesen Wert kann die Dosis schwanken. Auch je nach Manipulation am Patienten, wenn physiotherapeutische Maßnahmen oder Verbandswechsel durchgeführt wird, muß die Dosis erhöht werden. Ist das richtig so? - Herr Emrich, nach welchen Kriterien stellen sie nun Ihren Perfusor ein? - Sie fangen mit 6 ml zum Beispiel an. Wann reicht Ihnen das nicht aus? Wenn Sie das Gefühl haben, der Patient hat Schmerzen, wie sehen Sie das? Druckanstiege können viele Ursachen haben.

Emrich: Ich glaube, daß man die Ketaminwirkung weniger an der Kreislauffrage abschätzen kann. Der Kreislauf ist mehr durch das Schockgeschehen und Resorptionsvorgänge erheblich gestört. Es ist eher die Beobachtung des Patienten, die die Dosis bestimmt: ist er unruhig, wälzt er sich im Bett hin und her, reagiert er abwehrend gegen den Respirator. In diesen Fällen erhöhen wir die Dosis. Zu Ketamin und Kreislauflage muß jedoch ein anderes Problem noch angesprochen werden, was die Notfallmedizin vorrangig betrifft. Wir bekommen die Schwerverbrannten meist im protrahierten Volumenmangelschock. Diese Patienten haben für den Transport vom Unfallort bis zu uns vielleicht 2 oder 3 Flaschen Ringer-Laktat bekommen, was natürlich in keiner Weise ausreichend ist. Wenn ich in dieser Situation noch ein Opioid oder Inhalationsanästhetikum zur Analgesie gebe, ist dies m.E. eine eher schlechte Sache. Mit Ketamin aber kommen wir erfahrungsgemäß sehr viel besser zurecht. Bei der Substitution großer Mengen Flüssigkeit verhält sich Ketamin eher kreislaufneutral.

Klose: Also Fazit: Nicht die Kreislaufsituation ist ein zuverlässiger Parameter, die Dosis zu erhöhen oder zu erniedrigen, sondern das Verhalten, Ruhe, Unruhe, die Bewußtseinslage des Patienten; danach richten wir uns dann. - Ein letztes Problem: Wenn wir über Tage so eine Analgosedierung verabreichen, dann müssen wir mit einer Gewöhnung rechnen und natürlich auch mit Entzugsymptomen. Wie ist das Abbrechen dieser Therapie? Wann hören Sie damit auf? Wie hören Sie damit auf? Sie haben es heute so einmal im Beisatz gesagt, das Ausschleichen, wie machen Sie das?

Emrich: Wir haben noch keine ausreichende Erfahrung, was jetzt besser ist. Aber wenn man die Patienten betrachtet, die vom Respirator entwöhnt werden und wo es prinzipiell an und für sich nicht mehr notwendig ist, eine Analgosedierung aufrecht zu erhalten, habe ich schon erlebt, wenn man dann den Perfusor schlagartig abdreht, daß dann Entzugssyndrome kommen, aber nicht nur bei Ketamin/ Midazolam, gerade auch bei Opioid/Midazolam.

Klose: Ist es Entzug oder ist es der ursprüngliche Schmerz?

Emrich: Ich meine es wäre Entzug, beweisen kann ich es nicht.

Klose: Aus Erfahrung ist es wesentlich, daß man die Stubstanz ausschleichend und nicht abrupt absetzt.

NN: Erste Frage: Herr Emrich, Sie haben es schon erwähnt, auch Opioid kombiniert mit Benzodiazepin und Sie haben auch Ketanest/Benzodiazepin bei Intensivpatienten angewandt, welche Methode ist besser? Obwohl es schon ein paar Monate her ist, Herr Hoffmann aus Dortmund hat einen Vortrag gehalten, es scheint etwas anders zu sein. Zweite Frage: Alkohol ist kontraindiziert, das ist wirklich schade. Viele Patienten trinken ziemlich viel, nach Ihrer Aussage ist Alkohol kontraindiziert. Welches Stadium des Alkoholismus? Welches sind noch andere Kontraindikationen?

Klose: Zur ersten Frage: Was ist besser? Wir wissen es noch nicht. Wir testen es, haben aber, das ist heute von Herrn Emrich vorgestellt worden, gute Ergebnisse mit dem Ketamin/Dormicum-Schema; ob wir mit dem anderen Schema noch bessere haben, wird sich zeigen. Zum Alkohol: Wenn wir wissen, daß der Patient ein Alkoholiker ist, wird er es nicht bekommen. Aber meistens wissen wir es ja nun nicht. Und die Patienten bekommen Ketanest und aus der Reaktion, so wie es eben Herr Emrich ja darstellte, kommt erstmals der Verdacht auf, aha, das könnte ein Alkoholiker sein. Dann müssen wir zu anderen Substanzen greifen, und die dritte Frage an die anderen Herren zur Beantwortung ...

Tolksdorf: Kontraindikationen sind kardiovaskuläre Erkrankungen, ein schlecht eingestellter Hypertonus, Aneurysmen, intrakranial, intrathorakal, intraabdominell, instabile Angina pectoris, ich meine, die Kontraindikationen können im Prinzip ja auch vom Waschzettel abgelesen werden; die Kontraindikationen ergeben sich immer aus den bekannten, vor allem kardiovaskulären Nebenwirkungen, aus der Erhöhung des Augeninnendruckes; bei perforierenden Augenverletzungen soll es nicht verwendet werden, ebenso bei erhöhten intrakraniellen Drücken, bei psychiatrischen Erkrankungen wie der Schizophrenie, bei bekannter Unverträglichkeit von Ketamin. Und was ich vielleicht noch hinzufügen möchte, Ketamin hat sich klinisch nicht bewährt bei starken stimulierenden Eingriffen im Pharynx-Larynx-Bereich, da sind die Kreislaufreaktionen z.T. exorbitant. Da sollte man auf Ketamin verzichten.

Klose: Herr Emrich, die Kontraindikationen, gelten die für die „low-dose"?

Emrich: Also die Kontraindikationen gelten in erster Linie für die Narkose, für die Low-dose-Langzeittherapie sind sie sicherlich relativ zu sehen. Es ist allerdings so, wenn wir schon von vornherein wissen, daß jemand einen erhöhten

Blutdruck oder erhöhte Rechtsherzbelastung hat, so sind wir vorsichtig. Schlecht eingestellter Hypertonus, Aneurysmata, Pulmonalarteriendruckerhöhung und Psychosen müssen auch bei der Low-dose-Anwendung beachtet werden, in welchem Ausmaß, muß die Zukunft zeigen.

Klose: Moment, jetzt widersprechen Sie sich. Die Rechtsherzbelastung müssen wir eigentlich bei jedem Patienten, der am Respirator ist, der eine Schocklunge hat, postulieren. Dann dürften wir das nicht machen.

Emrich: Wir sind im Moment dabei, das zu messen, ob es tatsächlich so ist, ob es relevant ist beim Intensivpatienten. Ich habe keine endgültige Stellung dazu bezogen.

Klose: Es sind Pulmonalisdruckerhöhungen gemessen worden, aber die sind eben mit dem Krankheitsbild verbunden. Das was wir bisher an Ergebnissen mit Ketamin haben, zeigt, wie Sie ja sagten, kaum weitere Anstiege. Also müßte man oder könnte man die Kontraindikation: Druckerhöhung im kleinen Kreislaufgebiet wie sie für die Anästhesie gilt, für die Low-dose-Therapie streichen. Frau Podlesch, ist Ketamin nicht zu gefährlich bei Eingriffen im Rachenbereich? Herr Tolksdorf sagte, das sei so gefährlich.

Podlesch: Eingriffe mit Stimulationen im Pharynxbereich sollte man mit endotrachealer Intubation und Muskelrelaxation druchführen. Die Kardiovaskuläre Stimulation muß unter Benzodiazepin/Ketamin nicht stärker sein als unter anderen Narkoseverfahren.

Tolksdorf: Die Intubation und Muskelrelaxation verhindern die sympathoadrenerge Stimulation natürlich nicht. Im Gegenteil. Aber ich erlaube mir jetzt als Diskussionsleiter, bevor ich schließe, Herrn Striebel noch einmal zu Wort kommen zu lassen. Er möchte nämlich gerne noch einen Punkt besprechen, der manchen von uns interessieren dürfte.

Striebel: Ich wollte eigentlich, nachdem die Diskussion um eine Substanz nur kreist, ein Gebiet noch einmal aufgreifen, und zwar Ketamin als Langzeitanalgosedierung in den Periduralkatheter. Es gibt ganz isolierte Veröffentlichung darüber. Ich habe selbst nichts mehr gefunden, was mich da weiterführen würde. Ich würde nun gern an Herrn Reimann und Herrn Emrich die Frage stellen, gibt es da neue Hinweise, daß es sinnvoll, nützlich, erstrebenswert ist, diesen Weg weiterzuverfolgen?

Reimann: Dazu muß ich leider sagen, daß Untersuchungen über diese Frage nie systematisch durchgeführt worden sind; meinens Wissens läuft zur Zeit auch nichts, was diese Probleme, Dauer der Analgesie, Dosierung, in welcher Verdünnung usw., erhellen könnte. Es sind einige Arbeiten erschienen im letzten Jahr, die liegen bei uns vor und können von Interessenten angefordert werden, aber im Grunde genommen kann man sagen, es gibt nicht viel Neues.

Büttner: Ja, ich kann nur die jüngsten Ergebnisse, die jetzt auf dem Europäischen Regionalanästhesie-Kongreß in Paris vorgestellt worden sind, dazu referieren, und die haben – im Gegensatz zu anderen Autoren –, keine günstigen Ergebnisse mit Ketamin im Periduralraum gefunden.

Tolksdorf: Ja, ich glaube, das war ganz wichtig, diesen Aspekt noch kurz anzureißen – die Schmerztherapie –, aber ich bin auch der Meinung, es werden im Moment viel zu viele Substanzen rückenmarksnah appliziert. Ich glaube, wir sollten bislang da bleiben, wo wir gute Ergebnisse haben, z. B. bei Morphin.

Ich möchte mich nun bei den Moderatoren, bei den Referenten und natürlich bei der Firma Parke Davis sehr herzlich bedanken, daß sie uns diese Fortbildung ermöglicht hat. Bemerkenswert finde ich, daß der Besuch, obwohl es sich um eine sehr alte Substanz handelt, doch sehr gut war, und ich bin vor allem sehr dankbar für die gute Qualität der Vorträge und der Diskussion. Ich glaube, daß wir mit einem recht runden Bild von der Anwendung des Ketamins in der Anästhesie, Intensiv- und Notfallmedizin nach Hause gehen können.